肉好きは8倍心臓マヒで死ぬ

これが決定的証拠です

船瀬俊介

Funase Syunsuke

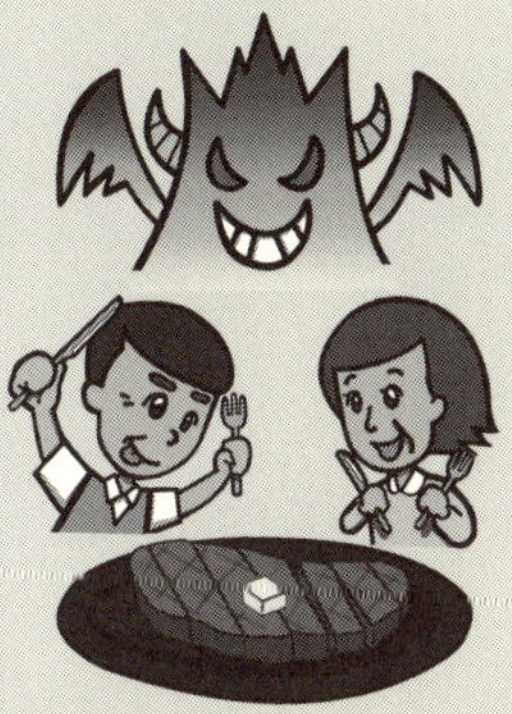

共栄書房

プロローグ——「知らない」ことは、かなしい、おかしい、おそろしい

●八倍心臓マヒで死ぬ「食品」！

かんがえても、みてください。

ある「食品」を食べると、八倍も心臓マヒで死ぬ！

そんな、「食品」が売られていたら、どうでしょう?

冗談ではない。とんでもない。販売禁止にしろ！

だれでも、声をあげるでしょう。

「子どもが食べたら、どうするんだ！」

「年寄りに食べさせたら、死んでしまう」

「政府は、なにをしているんだ」

販売禁止をもとめて、大規模なデモも起こりかねません。

なにしろ、その「食品」を食べたひとたちが、バタバタ、つぎつぎに倒れ、今日も心臓発作で、命を失っているのですから……。

新聞は一面で、連日、その悲劇を報道します。

テレビでは、評論家たちが、深刻な顔つきで、政府の無策を批判します。

「この有害商品は、日本民族を滅ぼすかもしれない」

沈痛に、かれらは憂い、首をふります。

しかし、政府は、なんら対策を打ち出そうともしない。

●「おいしいねえ」「うまい！」

それどころか——。

反対デモすら起こらない。新聞報道すらない。テレビ番組もない。

だれひとり、怒りの声もあげない。これは、いったいどうしたことでしょう？

それどころか、今日もニコニコ、その「食品」を家族全員で食べている……！

「おいしいねえ」「ウーン、うまい！」「舌がとろけそう」

お父さんも、お母さんも、子どもたちも、うっとり、まんぞく……。

ほんとうに幸せの極致の顔です。

テレビ画面も批判番組どころか、その「食品」ＣＭであふれています。

お料理番組には、その「食品」が、ふんだんに使われます。

新聞や折り込みチラシも、その「食品」の広告が満載です。

●その「食品」とは「お肉」です

もう、おわかりですね。

その「食品」の正体は、「お肉」なのです。

「エーッ！　うそだろ」「マッジ、やべぇ」

素頓狂《すっとんきょう》な声もあがりそう。不機嫌な顔が目に浮かびます。

しかし……。

「お肉」を食べるひとは、食べないひとにくらべて、「八倍心臓マヒで死んでいる」。

これは、れき然とした事実なのです。

「食べるひと」一万二五〇〇人、「食べないひと」一万二五〇〇人を、くらべた結果です。

六年間、追跡調査したら、「食べる」ひとたちは、八倍心臓病で死んでいた……（米国、フィリップス博士報告）。

これは、たいへん大がかりな疫学研究の結果です。

疫学調査とは、ある特定の病気の原因をしらべるときに用いられる科学的方法です。

その世界初の最大規模の研究で、「肉など動物食品は、心臓マヒの死者を八倍増やす」という衝撃結果が出たのです。これは、完璧な科学的真実です。

「お肉好きは、心臓マヒで八倍死ぬ」

そのしくみも、あっけないほどカンタンでした。

肉のアブラが心臓の血管にたまり、つまって、心臓マヒを起こすのです。

むずかしい医学用語で「アテローム血栓症」といいます。

つまり、国民を八倍も心臓マヒで〝殺す〟商品が売られている……。

ほんらいなら、その「食品」は、販売禁止がとうぜんです。

国民の命をまもる政府なら、その決定は、あたりまえです。

●政府、マスコミ、学者もニッコリ

しかし……。

政府は、まったく動きません。マスコミもまったく知らぬふり。医学、栄養学界も口を閉ざします。食品業界は口が裂けてもいわない。

ふしぎな沈黙が支配しています。

だから、国民がまったく知らないのも、あたりまえです。

そして、政府も、マスコミも、栄養学者も、医者も、食品業者も、「お肉を食べなさい」と、にこやかに、すすめます。

「たんぱく質が必要ですよ」「子どもにしっかり食べさせて」「スタミナにはお肉ですね」「お年寄りはお肉を欠かさぬよう」……。

そうか、なるほど、そうだなぁ。だれでも、ニッコリうなずきます。

「料理は、お肉がなきゃ、だめだよ」「肉はしっかり食べないとね」

そして、今日もどこかで、だれかが、ウ、ウッ……と、胸をおさえて、突然、苦しみながら息をひきとっている。

しかし、だれも気にしない。だれも気づかない。

テレビは、焼き肉のタレCMが美味しそう！　お中元ハムの厚切りがウーン贅沢！

さあ、いきなりステーキだ！　厚い牛肉が鉄板でジュージュー音をたてる！

●実は大腸ガン五倍、糖尿病四倍……

なんと平和な光景でしょう。

知らないことのなんという幸せ。そして、知らないことのなんという不幸せ……。

そして、無知の悲劇と喜劇はつづきます。

お肉の害は、心臓マヒにとどまりませんでした。

肉好きは、大腸ガンで五倍死ぬ……。

これは、アメリカに移民した日系一、二、三世の大腸ガンをしらべた結果です。

肉食中心のアメリカ食になったかれらのあいだで、大腸ガン死は急激に増えています。

そして、日系三世の大腸ガン死は、母国日本の五倍に激増しているのです。

「ハム、ソーセージなど加工肉は、最凶発ガン物質である」

二〇一五年、WHO（世界保健機関）の決定的な勧告です。

国連研究機関が「加工肉は五段階評価で最強発ガン物質」と断定したのです。さらに「赤肉も、上から二番目の発ガン性」と警告。

しかし、この衝撃ニュースを、政府もマスコミも学界も、ほとんど黙殺しました。

それほど、〝かれら〟にとっては、不都合な真実だったのです。

さらに、糖尿病も、ほぼ毎日お肉を食べるひとの死亡率は約四倍です。

他の病気の死亡率も、同じようなものです。

つまり、肉好きは、まちがいなく早死にするのです。

●〝牛乳神話〟も完全崩壊

問題は、お肉だけではありません。

牛乳もそうです。完全栄養として、戦後アメリカからすすめられました。

ところが、牛乳を多く飲むひとの死亡率は、少ないひとの二倍というびっくりする報告が近年出されました（スウェーデン）。

牛乳たんぱくを二倍とったら、ガンが九倍に激増した（『チャイナ・スタディ』、キャンベル博士）。

まさに、〝牛乳神話〟も崩壊しているのです……。

「チーズを毎日一切れ以上食べる老人の太腿骨骨折は四倍」

高栄養として推奨されてきた乳製品にも、思わぬ落とし穴がひそんでいたのです。

わたしたちは、戦後、「動物たんぱくは優良たんぱくである」と教えられました。

それが、根本からまちがっていたと、近年、数多くの研究であきらかになっています。

それだけでは、ありません。

心臓病、ガン、糖尿病さらに肥満、脳卒中などの生活習慣病だけでなく、不妊、結石、さらに認知症など、さまざまな現代病の大きな原因がわかってきました。

それが、肉食を中心とする動物食だったのです。

あなたの口のなかを見てください。

歯ならびだけで、あなたが〝菜食動物〟であることは、はっきりしています。

●あなた自身が決める生き方
――自然な生き方をすれば、一二〇歳まで生きられる――

古代ギリシャの医聖・ヒポクラテスの箴言《しんげん》です。

「自然な生き方」とは「自然（神）が、与えてくれた生き方」です。

それは、動物食（アニマルフード）ではなく、植物食（プラントフード）中心の暮らしです。

ただし、わたしは、あなたにベジタリアンになりなさい、とすすめているのではありません。

あなたの生き方は、あなた自身が決める。その権利が、あなたにはあります。
この本に目を通しても、やはり、ホンネは、つぎのようなかたもいるでしょう。
「でも、肉はウマイもんなぁ」「焼き肉ダァーイ好き！」
あなたの、ごきげんな笑顔が目に浮かびます。
でも、ひとつだけ、ささやかな提案をさせてください。
大好きなお肉ＤＡＹを、週一日くらいにしてみませんか？
アレ……？　オッ！　と思う体調の変化を、あなたは感じるはずです。
その、すこやかさ、さわやかさ――。
それを、これからの生き方の、ヒントにしてほしいのです。

肉好きは8倍心臓マヒで死ぬ――これが決定的証拠です◆目次

第1章

ヒトは、ほんらい「菜食」です
——①歯ならび、②唾液pH、③消化器の長さ

あなたも、わたしも、
〝動物〟の一種です。
なにを食べたらいいのか？
なにを食べてはいけないか？
お口の中が、おしえてくれます。
おなかの消化器が、
ちゃんと、おしえてくれるのです。

1 歯ならび

臼歯《きゅうし》：門歯：犬歯の比は五：二：一
こく物：野菜：動物も、この割合でいただく

●歯ならびが教える理想の食べ方

わたしたちは、なにを食べたらいいのでしょう？

街には、さまざまな健康本が、あふれています。

「アレを食べなさい」「コレはひかえなさい」……。

手にとっているうちに、なにがなんだか、わからなくなってくるでしょう。

そんなときは、あなたのお口のなかを、見てください。

歯が生えていますね。この歯ならびが「あなたが食べていいもの」を、キチンとおしえてくれているのです。


歯の種類は、大きく三つに分けられます。①臼歯、②門歯、③犬歯です。
①臼歯は読んで字のとおり、臼《うす》のはたらきをします。つまり、こく物をすりつぶすのです。
②門歯は、野菜や果物のセンイを噛《か》み切るのに適しています。
③犬歯は、文字通り動物の肉などをかむ歯という意味です。
これらの比率は五：二：一です。つまり、こく物と野菜と動物は、この割合で食べなさい……
…と、歯ならびはおしえてくれているのです。

■何をどれくらい？ 歯がおしえてくれます

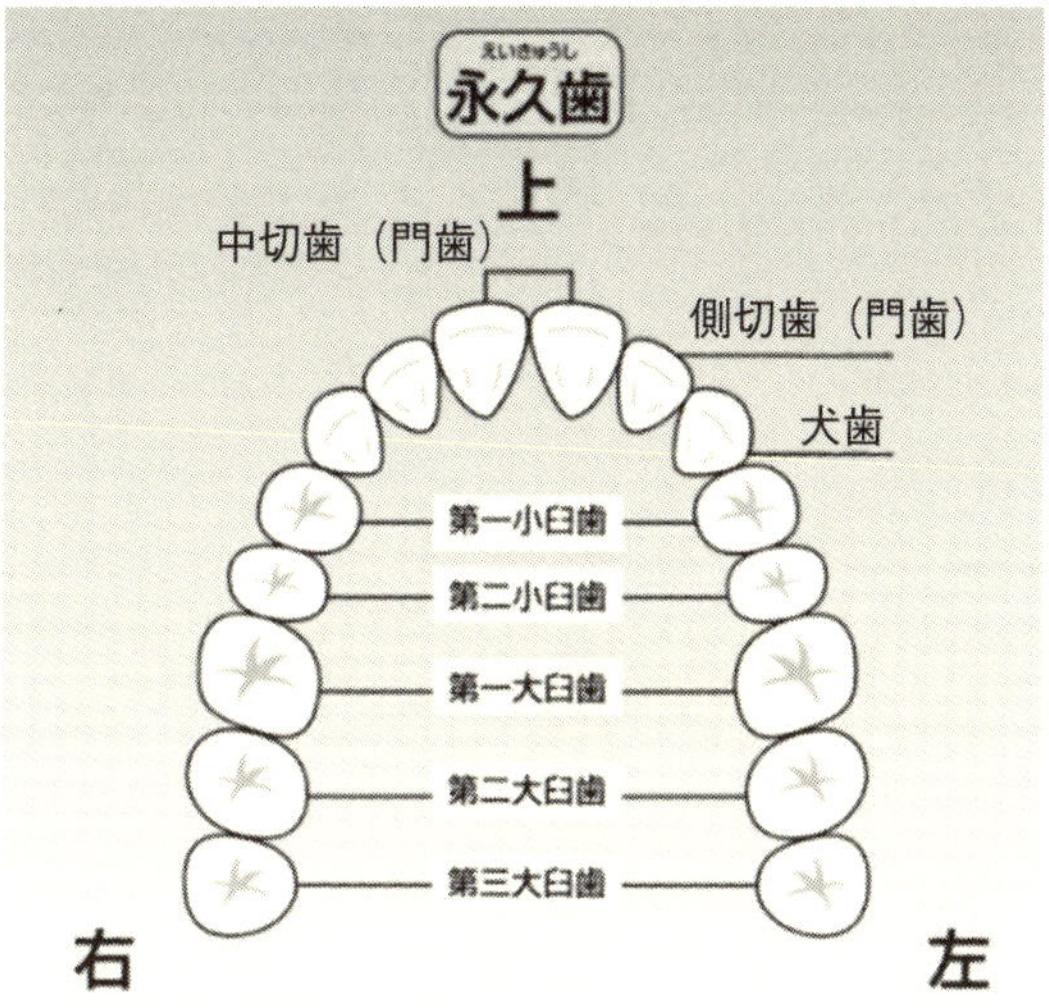

図1　ヒトの歯ならび（永久歯）

●お肉や魚は全体の八分の一ほどに

ただし、アメリカのベジタリアン（菜食者）のリーダー、ハワード・ライマン氏は、こう断言しています。

「ヒトの犬歯は退化して、もはや肉食にはまったく適さない」

彼は、ためしに鹿の生肉に挑戦しましたが、まったく歯がたたなかった……と肩をすくめています。

「ほんとうの犬歯が知りたかったら、飼っている猫か犬の口に手を入れてみるといいでしょう」

尖《とが》って鋭い。これぞ、本物の肉食獣の〝犬歯〟です。

「もはや、人間の歯は、肉食にはまったく適していない。それを、あなたの歯はおしえてくれているのです」（ライマン氏）

でも、やっぱりお肉や魚を食べターイ！　なら、全体の八分の一くらいにしましょう。

2　だ液のｐＨ

トラやライオンのだ液は、肉を溶かすため酸性
ヒトのだ液は、穀物を消化するためアルカリ性

●だ液も「こく物を食べなさい」と……

美味しいものを食べたくなると、思わずツバがわいてきますね。想像しただけで、からだはもう、消化液を分泌しているのです。だ液は、口のなかにわく最初の消化液です。

肉食動物と菜食動物では、このだ液に大きなちがいがあります。ライオンなど肉食獣のだ液は、酸性です。

それは、噛み切った肉を溶かして消化するためです。

ところが、人間のだ液はアルカリ性なのです。それは、口に入れたこく物を、臼歯でゆっくりとすりつぶして、だ液と混ぜ合わせて、消化するためなのです。

だから、だ液のアルカリ性も、お肉ではなく、こく物を食べなさいよ、とおしえてくれているのです。

●あなたと肉食獣の決定的ちがい

ごはんやパンを、よくよく噛んでいると、しだいに甘くなってくるのを感じます。

■犬歯も、だ液も、肉食獣はちがいます

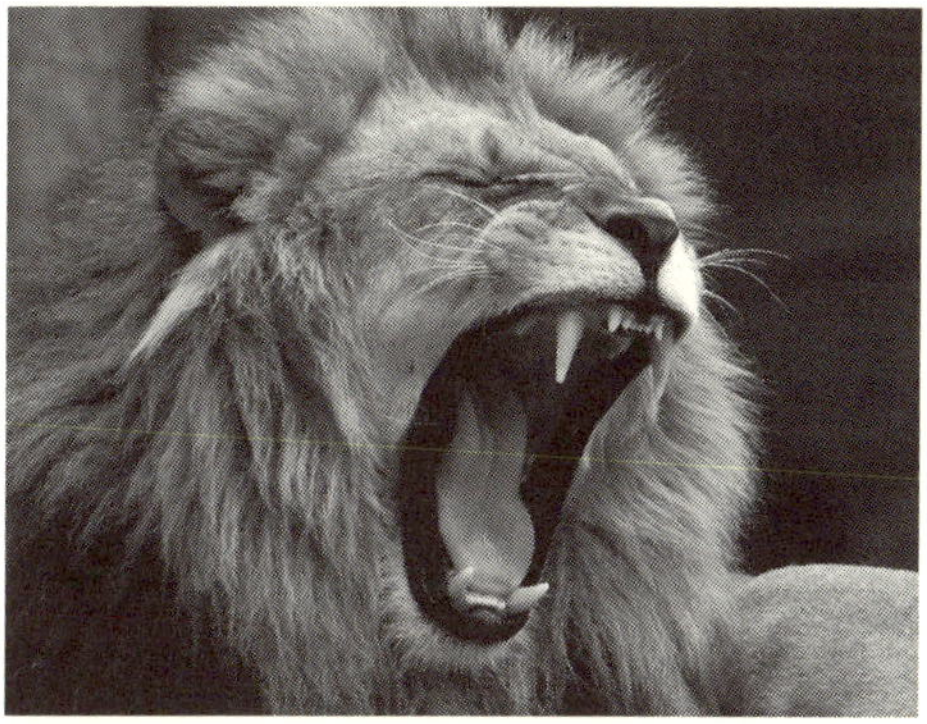

写真2

だ液がデンプンを糖に変えているのです。

これこそ、だ液酵素のはたらきです。

だ液にふくまれる消化酵素で、もっとも知られているのが、アミラーゼです。

そのほか、脂肪分を分解するリパーゼなどもふくまれています。

肉食獣のだ液は酸性です。

「肉食動物は、酸性のだ液をもっていることが、草食動物とはことなる。酸性だ液は、肉や骨を消化するのに都合がいい」（ライマン氏、『まだ、肉を食べているのですか』三交社）

同氏は、さらに肉食動物のちがいを説明します。

「かれらには、食物をすりつぶすために必要な大臼歯がない。こく物をあらかじめ消化するだ液酵素もない」。

そのかわりに、鋭い爪、力強いあご、長く鋭い〝犬歯〟、これらは、生肉を切り裂くためです。

そして生肉を消化する酸性だ液をもっているのです。

あなたと肉食獣の、決定的なちがいです。

3 消化器

あなたの胃や腸の長さは、肉食獣の約四倍です
肉を食べると、それだけ長く腸にとどまり腐ります

●「腐」の漢字が戒《いまし》める肉食の害

ヒトには肉食は適していない。それを証明する三番目の理由が、消化器の長さです。ライオンなど肉食動物は、すべて短い消化器をもっています。およそ体長の三倍です。短いわけは、腐敗しつつある肉を、できるだけはやく腸内を移動させるためです。

腐敗した肉は、長く腸内にとどまると、〝毒〟となって体内や血流を汚します。漢字の「腐る」という文字が、その真理を説明しています。

これは、生命現象をじつに絶妙に表現しています。

「府」のなかに「肉」が入ると、「腐る」――。「府」とは「腑」の略です。五臓六腑にしみわたる……とは、美酒を味わったときのたとえです。

この五臓とは、中身がつまった臓器のことです。肝臓、腎臓などが、それです。六腑とは、中身が空洞の臓器つまり消化器のことなのです。胃、十二指腸、小腸、大腸……などに「お肉」が入ると「腐る」と、古代のひとは、肉食を戒めているのです。

「腐る」とは、腸内悪玉菌が、肉を食べて有毒物を発生させるという意味です。

■野生の草食動物は、力強く、躍動的です

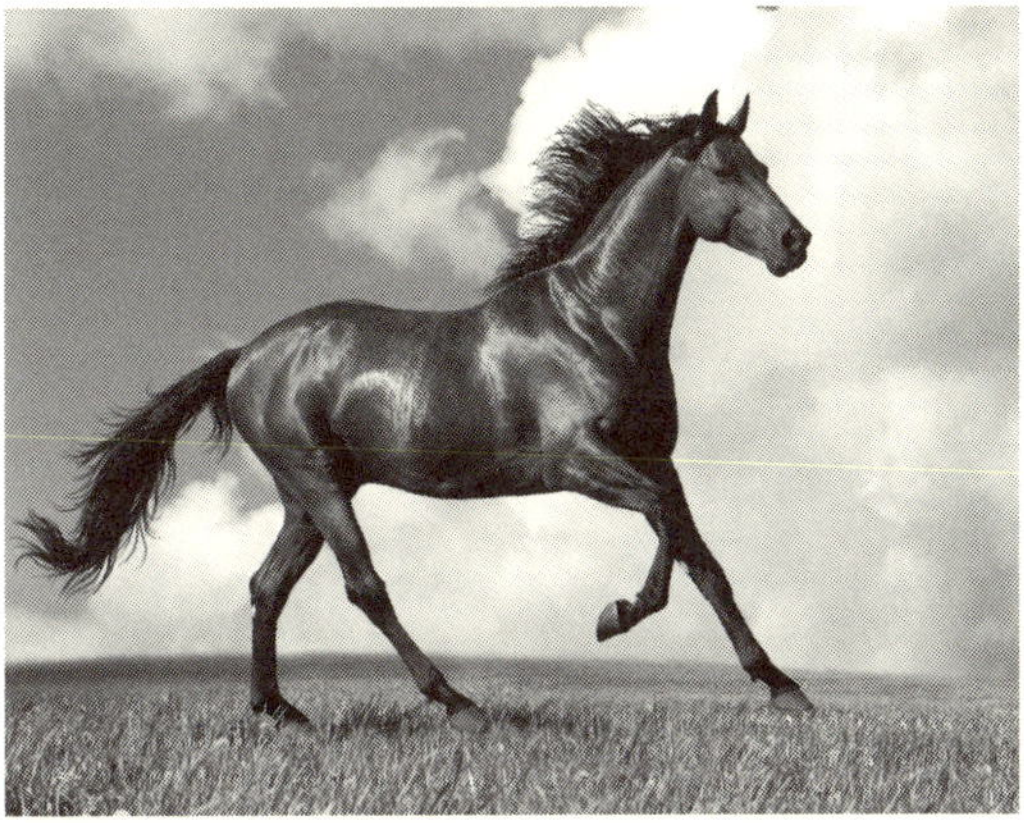

写真３

つまり、「腐敗」現象です。

肉食動物は、この「腐敗」で発生した有毒物を吸収しないため、すみやかに排泄します。そのため、消化器が体長の三倍と短いのです。

●四倍以上も腸内にとどまり腐敗する

ぎゃくに、こく物、野菜などを主食とするヒトは、栄養素をゆっくり吸収するため長い消化器系を必要としたのです。それは、体長の一二倍もの長さがあります。

肉食動物より四倍も長い。つまり、肉を食べると肉食獣の四倍以上も体内にとどまる。そして、約五日間もの長旅のあとに、ようやく排泄されるのです。

そのあいだに、腐敗発酵で有毒物が発生します。

それは腸壁から吸収され、血液にのって体内をめぐります。これらは、ほとんどが猛烈な発ガン物質です。

あなたがお肉を食べるということは、この猛毒を腸内に発生させることなのです。

4 草食系

歯ならび、だ液のpH、消化器の長さ……どれをみても、人間は草食動物の仲間です

●科学的エビデンスに反論できますか？

ここまで読めば、人間はほんらい草食動物の仲間であることは、はっきりわかります。

①歯ならび、②だ液ｐＨ、③消化器の長さ――これら決定的な根拠を無視して、「イヤ！人間は肉食だ！」と主張することは、知的レベルが問われます。

ご自分が肉好きで、肉をモリモリ食べるのは、いっこうにかまいません。

ただし、「人間は肉食動物！」と、人にすすめるのは犯罪的です。

相手の健康を損ね、人生を誤らせることに、つながるからです。

本書は、肉食が誤りであることを、まだ三点しかおつたえしていません。

これから、数多くの科学的証拠（エビデンス）を、明らかにします。

お肉大好きなあなた、これらにすべて反論できる自信がありますか？

●自然は人間に肉食を禁じている

憲法（13条）は「自己決定権」を定めています。

つまり、自分の生き方を自分自身で決める権利。それを保障しているのです。

■口も歯も消化もすべて菜食向きなのです

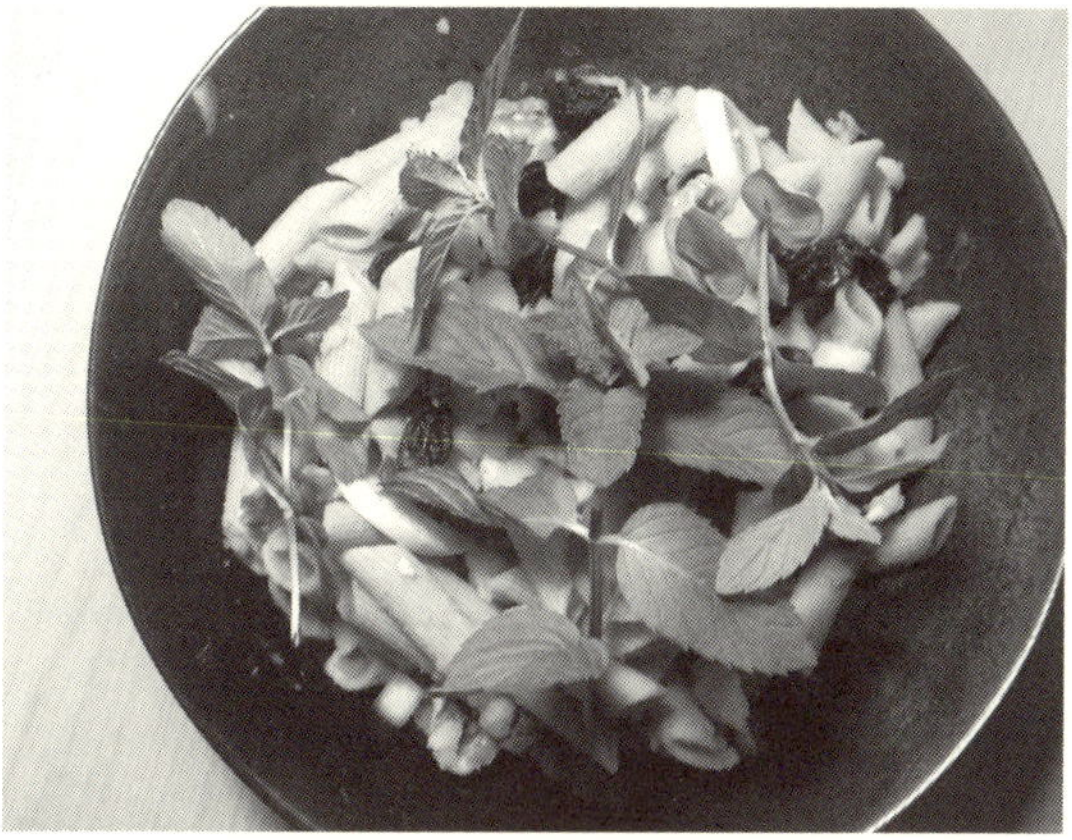

写真４

だから、お肉大好きなあなたが、朝昼晩、お肉漬けの生活を選ぶのも自由です。

憲法が保障する自己決定権です。

八倍心臓マヒで死のうが、五倍大腸ガンで死のうが、それはあなたが選択した生き方なのです。

ただし、他の人に「肉は健康にいい。毎日、たくさん食べなさい」「ガン患者は肉を食べろ」などとすすめると、それは〝殺人的行為〟となります。

科学的、客観的な現実を冷静にみつめるべきです。

古代の哲人プルタークも、つぎのように明言しています。

「……人間は、くちばしを持たない。尖ったカギ爪もない。鋭い歯もない。これとは反対に、歯はなめらかで、口はちいさい。舌はやわらかく、その消化はゆっくりとしている。自然は、人間に肉を食らうことを、きびしく禁じている」

5 肉を食え！

いつのまにか人類は「肉は、からだにいい」と、すりこまれてしまった……

●コッケイなるひとびと……

わたしが「肉を食べない」というと、まわりはビックリした顔をします。

「エエーッ！」と、まるで宇宙人を見るような目つきです。

「だいじょうぶですか？」「立ってられます？」親切に声をかけてくれたかたもいます。苦笑を禁じえませんでした。

ふつうの人たちにとって「肉を食べない」というのは、「変人中の変人」に見えるようです。

「肉食ってないわりに、いい筋肉ついてるじゃねえか！」

わたしの太い腕をさわって感心する大学の先輩もいました。

「牛を見てごらんなさい。草しか食ってないのに筋肉付いてるでしょ？」

「あ、ナルホド、そうだなぁ」

「最高学府、出たの？」と、つっこみたくなります（苦笑）。

ここまで、「肉食が常識、菜食が非常識」となっている。

それは、人類が長い間〝洗脳〟されてきたからです。

栄養学、医学、生理学、農学などの学界、政界、マスメディアまで……。

■ＴＶは焼肉ジュージュー！ 美味しそう！

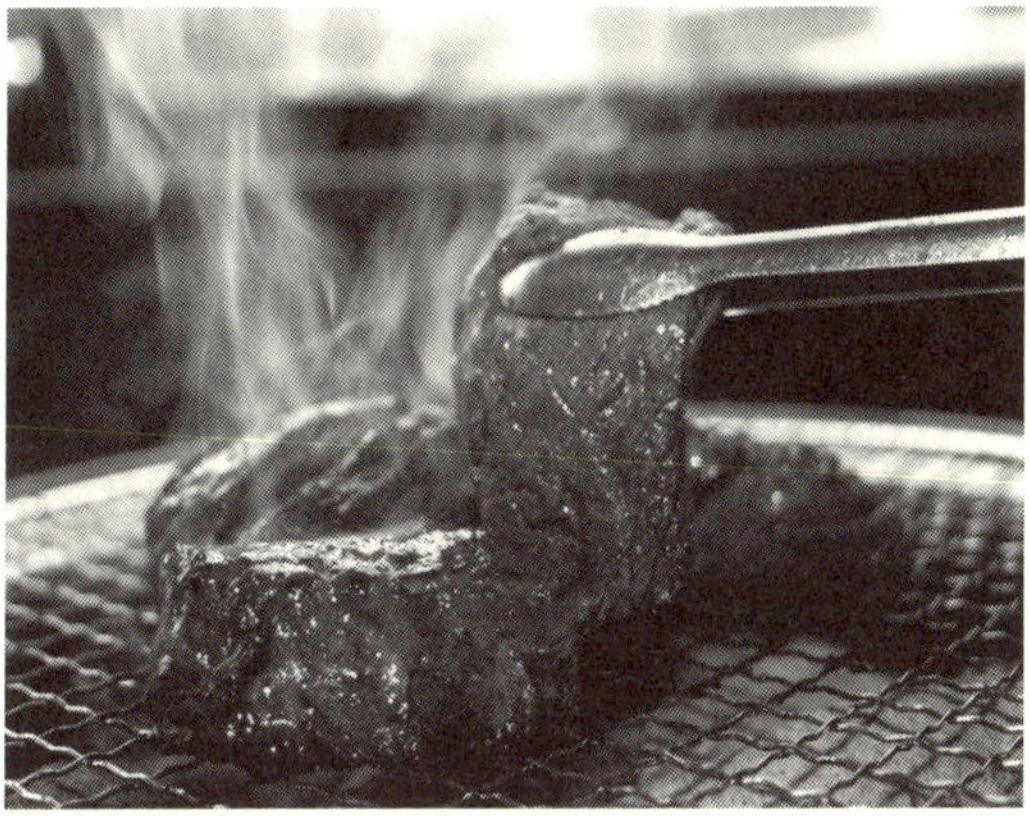

写真５

まさに、肉食礼賛の包囲網です。その背景の悪意は、これから明らかにしてきます。

●俺たちにゃ血への欲望がある

困るのは、ベジタリアンにたいする攻撃です。

ライマン氏はなげきます。

「……いまだ、ベジタリズム（菜食主義）への攻撃、非難がつづいている。その攻撃は事実を無視して、推測で行われている。心臓マヒやガンに関する統計データは無視する。菜食者は肉食者より長生きする事実を無視する。肥満の事実を無視する。肥満こそは、動物性食品を基本とした食事に共通する結果なのだ。彼らは菜食の環境へのやさしさをすべて無視する――。そして、ある人は反論してくる。『人間は肉食に産まれてるんだ。俺たちはハンターで進化した。俺たちにゃ血への欲望があるんだヨ』……」

ライマン氏はいう。

「ありがたいことに、真実はちがう」

6 聖人は？

歴史上、有名な聖者、哲人、芸術家まで、みんなベジタリアンでピースフルです！

●一生に食べる量は決まっている

五〇〇〇年の歴史をもつヨガは、菜食、少食を説いています。
ヨガは人類最古の科学・医学・哲学です。
ヨガとは古代サンスクリット語で「つなぐ」という意味です。
それは「宇宙」と「人間」を「つなぐ」のです。
「人間は、産まれたときから、一生に食べる量は決まっている」
だから、大飯食らいは食い納めが早く来るのです。
ぎゃくに、食べる量を半分にすれば、寿命は二倍にのびます。
このファスティング（断食）の真理は、最新科学で、つぎつぎに証明されています。
ヨガ行者は、菜食こそ理想であることを深く理解し、実践しています。

●釈迦もキリストも菜食で愛を説く

お釈迦様といえば、仏教の開祖です。
彼は〝不殺生戒《ふせっしょうかい》〟を説いています。つまり、生き物を殺してはならない。

■天才を育てたのは菜食者の生き方だった

「狩猟を業としたり、武器・生き物・肉類・毒物などを商ってはなりません」

「動物も植物も人間も、みな同じ生命である」「優劣などはない。すべては宇宙の無数の一部であり、宇宙の采配なのである」

これが仏教の真髄です。そこには、宇宙万物への深い慈愛があります。

とうぜん、釈迦の食事は菜食で、一日一食だったそうです。

キリストも同じく菜食を説いています。

「野菜を食べ、たがいに愛しなさい。それは肥えた牛を食らい憎みあうことにまさります」

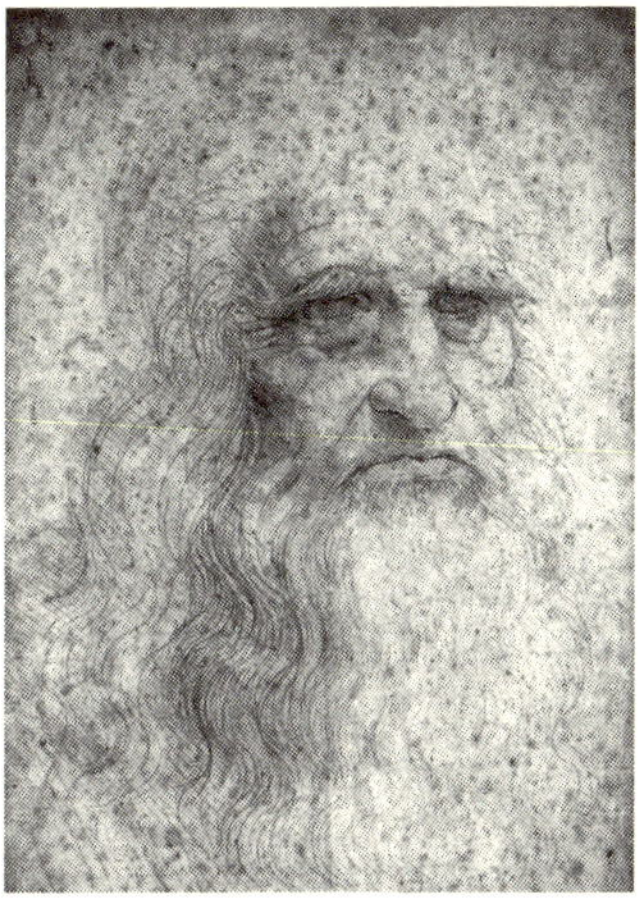

図6　レオナルド・ダ・ヴィンチ

●ダ・ヴィンチはヴィーガンだった

レオナルド・ダ・ヴィンチも菜食者でした。

「わたしは、若いころから動物を食べることは絶対になかった」「動物を殺すことは、人間を殺すことと同じである」

彼は、肉、魚、卵、ミルク、チーズ、蜂蜜まで口にしなかった。つまり、現代でいうヴィーガン（完全菜食者）だったのです。この天才と同じ生き方を選択する現代人が増えています。あなたも、ほんの少し変えてみませんか？

7 トム・クルーズ

ハリウッドセレブやミュージシャンが驚くほど若々しいのはベジタリアンだから

●トム・クルーズ五六歳の肉体

二〇一八年、夏、『ミッション・インポッシブル』新作PRで来日したトム・クルーズ。その若々しさに驚いたかたも多いでしょう。その年齢は、ナント五六歳。映画のスタント・シーンは、すべて代役なしで演じたと知って、舌をまきました。

ビルからビルへの無謀なジャンプ。さらに、スカイダイブ！　ヘリコプターから吊り下がるスタントまで……脱帽です。彼がマクロビオティック（玄米菜食）実践者であることは、有名です。一時は、日本人の若者が専属料理人として付いていていました。

その大好物を聞いて、思わず笑みがこぼれました。

「キリボシ・ダイコーン！」。つまり、切り干し大根の煮付けが大好きという。

その庶民感覚も、魅力のひとつでしょう。

むろん、動物食は口にしない完全菜食のヴィーガン。

彼こそ、「ベジタリアンは若々しい」の証明です。

■「ボクの大好物はキリボシダイコーン」

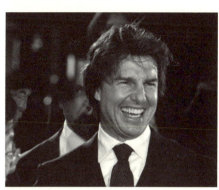

写真7　トム・クルーズ

●三〇年、いっさい肉を食べてない

元ビートルズのポール・マッカートニーもヴィーガンで有名です。

そのトシを聞いて驚くでしょう。なんと七六歳！

いまだパワフルな演奏旅行をこなしている。

三時間以上もステージで、歌い、演奏し、踊る。そのエネルギッシュな舞台も、ベジタリアンだからこそ。

「三〇年間、ぼくは、ひと切れも肉を食べていない」

彼は、こういい切る。その若さは三回目の結婚生活を謳歌していることからもうかがえます。

●歌手マドンナもヴィーガン

歌手マドンナも若い。一九五八年生まれ。

今年で六〇歳。なんと還暦なのです。

しかし、そのダンスや歌唱パワーは、まったく年齢を感じさせない。

彼女もマクロビオティック実践で有名なベジタリアン。

むろん、ヴィーガンであることは、いうまでもない。

8 バイキング

ヨーロッパ人は、なぜ「肉食の思想」になったのか？
なぜ、世界を侵略したのでしょう？

●南下し欧州全域を襲った海賊

「バイキングが歴史に登場すると世界は恐怖におののいた」（内田茜氏『バイキングの歴史』）

バイキングとは、スカンジナビア半島から南下して欧州全域をおそった海賊です。

だから「バイキング料理」は、〝とり放題〟という意味なのです。

かれらは北寒の地の民族です。

語源は北欧語〝ヴィーク〟で「入り江」を意味します。文字通り一帯はフィヨルド海岸で耕地に乏しく、冬の寒さも凄《すさ》まじい。食料源はとうぜん、トナカイなどの肉です。

しかし、狩りによって得られる量も限られています。絶糧期には餓死者が続出します。

生き残るには、南下して豊かな土地から略奪するしかなかった。そこで必要なのが勇猛な戦闘術と巧みな航海術でした。こうして八世紀ころからバイキングは南下し、残忍な虐殺《ぎゃくさつ》と略奪をくり返しました。

「わずか三世紀ほどの間に、ハンブルグ、ケルン、ロンドン、パリを撃破し、ロシア、イギリス、シチリア島に王朝を築き、アフリカ、グリーンランドを発見、入植し、東ローマ帝国と十字軍の歴史にも関与している」（前著）

■バイキング料理“とり放題”の意味は？

バイキングは完全な肉食民族でした。肉食者には三大特徴があります。①巨大な体躯、②残忍な攻撃、③俊敏な活動。つまり、肉食獣に近いのです。これら特徴は戦士にとっては〝理想的〟です。バイキングは、三世紀ほどで欧州から「消え失せた」と歴史家は記します。それはまちがい。彼らは先住ヨーロッパの民と混交した。

つまり、彼らの肉食思想と略奪性は、欧州全域の民族に引きつがれたのです。

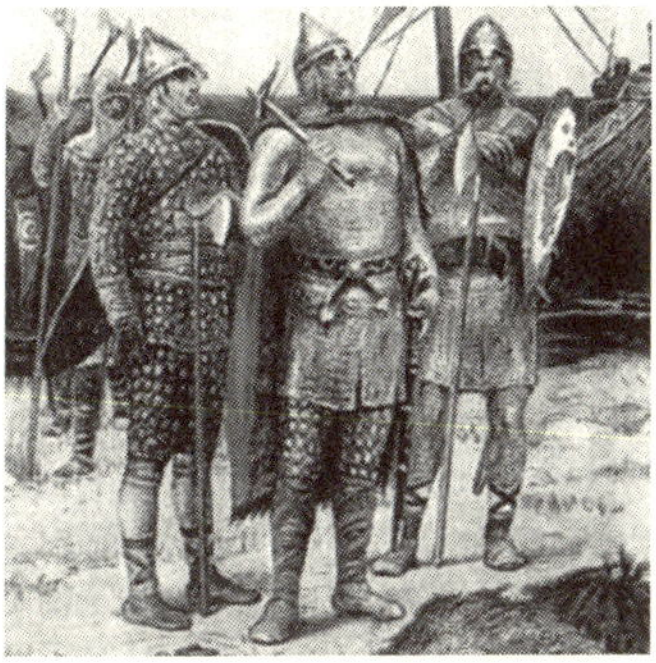

図８

●バイキングの攻撃性、ユダヤの狡猾性《こうかつせい》

もうひとつ——。南方の砂漠にも飢えた民がいました。ユダヤ民族です。

彼らは、祖国を持たない放浪の民でした。砂漠で食糧は羊くらいしかない。やはり、彼らも肉食の民です。ユダヤ民族が生き残るには、情報、奸智《かんち》、謀略しかなかった。彼らは北上し、欧州各国に侵入し潜み、学問、金融、軍事を支配していった。

こうしてヨーロッパ民族は、北のバイキングの攻撃性、南のユダヤの狡猾性の二つを身に付けたのです。

それこそ、大航海時代から帝国主義にいたる略奪の思想の根源となった。

つまり、生存のため身に付けたやむにやまれぬ「肉食思想」が、欧州の「侵略思想」を醸成したのです。

9 肉食《にくじき》の思想

寒冷の欧州では、ひとびとは肉食、乳製品でかろうじて生きのびるしかなかった……

●欧州は食糧生産が過酷な土地

「残虐なバイキング、狡猾なユダヤ……いずれも肉食です。彼らは、好んで肉を食べたわけではないでしょう。北寒の地では、狩猟で得た獣を食べるしかありません。南方の砂漠では山羊、羊が貴重な食料源です。両者が出会った欧州も、ほとんどが寒冷、荒涼たる大地です」（拙著『菜食で平和を！』キラジェンヌ）

そこは、東南アジアのように温暖多雨に恵まれているわけでもない。アフリカや南米のようにジャングルに果実がたわわに実っているわけでもない。

人間は、その歯ならびから、こく物：野菜：動物を五：二：一の割合で食べるのが望ましい。ところが、欧州では……「そもそもこく物が乏しい。とれない。まさに、食糧生産からみても、実に過酷な土地であったのです」（前著）

●カタツムリもカエルもご馳走

とりわけ北欧の地は寒冷のため、小麦の種をまいても実が入らない。人々は、やむをえず牧草の種をまいて、それを牛や羊に食べさせる。人々は、そこから得られる乳、

■食糧難の欧州は何でも食べて生きのびた

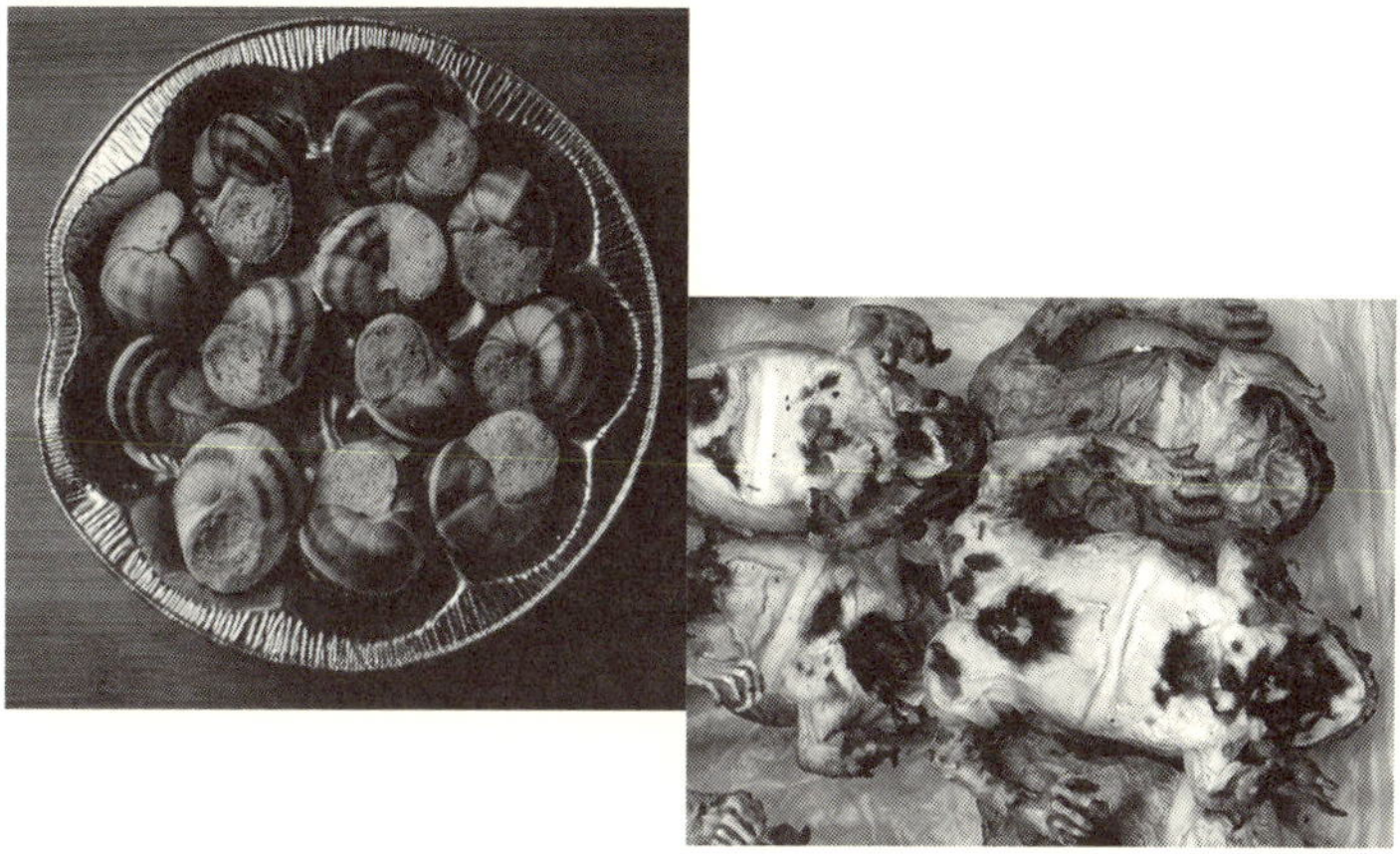

写真９　カタツムリとカエルの料理

乳製品、さらに肉によって、命を長らえたのです。

ほんらい、人類には牛や羊の乳は消化器に適合していない。哺乳類である人類は、哺乳期がすぎると、乳を分解する酵素ラクターゼの分泌が止まります。

しかし、北欧の民は、家畜の乳製品にすがって生きるしかなかった。すると、千年、二千年……と、へるうちに、北欧人は成人してからも体内にラクターゼを分泌する体質に変化していったのです。

つまり、牛乳を飲み、チーズを常食できる特性を遺伝的に獲得したのです。

フランス料理では、カタツムリ、カエルまでがご馳走です。いかに欧州は食糧が乏しかったかの裏返しです。そして、人口は爆発的に増えていく。

彼らは大航海時代、略奪の地を海外に求めた。まさに「死中に活」の思いがあったのかもしれません。

「大豆はナンバーワン抗ガン食」（米国政府）
「豆を食べると二〇倍の人口を養える」（食糧統計）

10 「豆食」へ！

●大豆、野菜こそガンを防ぐ王道

人類は、今こそ、「肉食」から「豆食」へシフトするときです。

以下は、その決定的な根拠です。

「大豆は、もっともすぐれた抗ガン食品である」（米国立ガン研究所）

図10は、「食のピラミッド」と呼ばれます。

上段にいくほど、ガンを防ぐ食品です。その頂点に、なんと大豆が君臨しているのです。

さらに、下にいくと「生姜《しょうが》」「ニンニク」「キャベツ」「カンゾウ」「人参」「セロリ」……。

それから下も、まさに、野菜のオンパレード……。

このピラミッド図を拡大コピーして、冷蔵庫に貼りつけてください。

あなたは今日、何を食べるべきか？　それを、この図はおしえてくれます。

●肉、乳製品は悪魔の発ガン食品

ピラミッドのどこを見わたしても、「肉類」のカケラもない。「乳製品」の姿もない。

ぎゃくに「肉類」「乳製品」は、ガン原因となる〝悪魔のピラミッド〟の頂点に立つのです。

■お肉料理から、豆料理にシフトしよう！

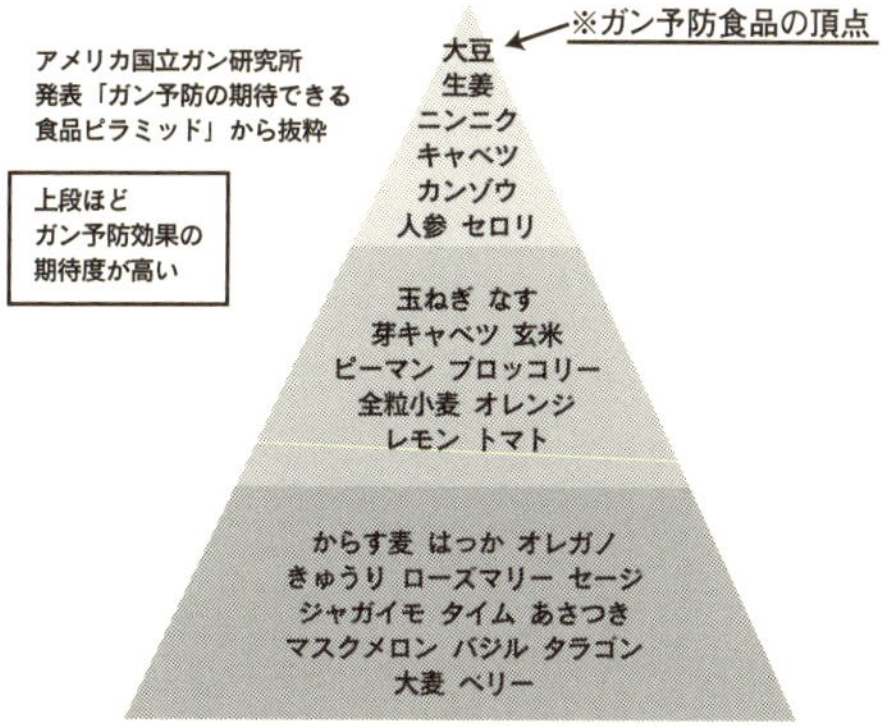

図10　政府も絶賛！大豆はベストワンの抗ガン食だ！
出典：アメリカ国立ガン研究所

あなたは、次の事実を冷静に受け止めるべきです。
「肉好きは、八倍心臓マヒで死ぬ」（参照38ページ）
「肉好きは、五倍大腸ガンで死ぬ」（64ページ）
「牛乳たんぱくを二倍にすると発ガンは九倍に増える」（72ページ）
「牛乳を多く飲む人の死亡率は二倍」（122ページ）

●豆食は肉食の二〇倍人口を養える

「大豆は、牛肉の二〇倍の人口を養える」（184ページ）

だから「豆食」は、あなたの健康も救う。

人類の未来も救うのです。

ぎゃくにいえば、「肉食」は食料危機の最大元凶です。理由は、一キロの牛肉をつくるのに、二〇キロの大豆がエサとして浪費されるからです。

つまり、肉食者は残り一九人分の食糧を奪っている。肉食者は、〝食糧ハイジャッカー〟なのです。

第2章

心臓マヒで八倍死ぬのは、どうして?

――アブラが血管に詰まってポックリ

若い夫を、
起こしにいったら
布団のなかで冷たくなっていた
元気だった先輩が
サッカーの途中いきなり倒れた
あなたの身のまわりに
こんな悲しい話、ありませんか?

二万五〇〇〇人、全員に聞き取り調査した疫学調査の決定的な証拠（エビデンス）

11 心臓マヒ

●肉食者は八倍ポックリ

論より証拠です。決定的なデータを示します（グラフ11）。

「一般人」とは、普通に肉食をするカリフォルニア州に住む一般的アメリカ人です。

真ん中の「ヴィーガン」とは、動物食をいっさい口にしない完全ベジタリアンです。

右側「ベジタリアン」とは、乳製品、卵などは食べるゆるやかな菜食者です。

このグラフは、肉食者はヴィーガンの八倍、心臓マヒで死亡することを証明しています。

たまに牛乳、卵、少し肉食する菜食者にくらべても、死亡率は約三倍です。

●二万五〇〇〇人、六年調査

この研究論文は一九七八年に発表されています。

著者はローランド・L・フィリップス博士。米国で最も著名な疫学研究者の一人です。

彼のチームは調査対象に、セブンスデイ・アドベンティスト（SDA）と呼ばれるキリスト教の集団を選びました。この教団は菜食主義（ベジタリズム）を教義としていたからです。

肉食中心のアメリカ人とは対照的なライフスタイルに、博士は注目したのです。

■肉好きは８倍心臓マヒで死ぬ決定的証拠

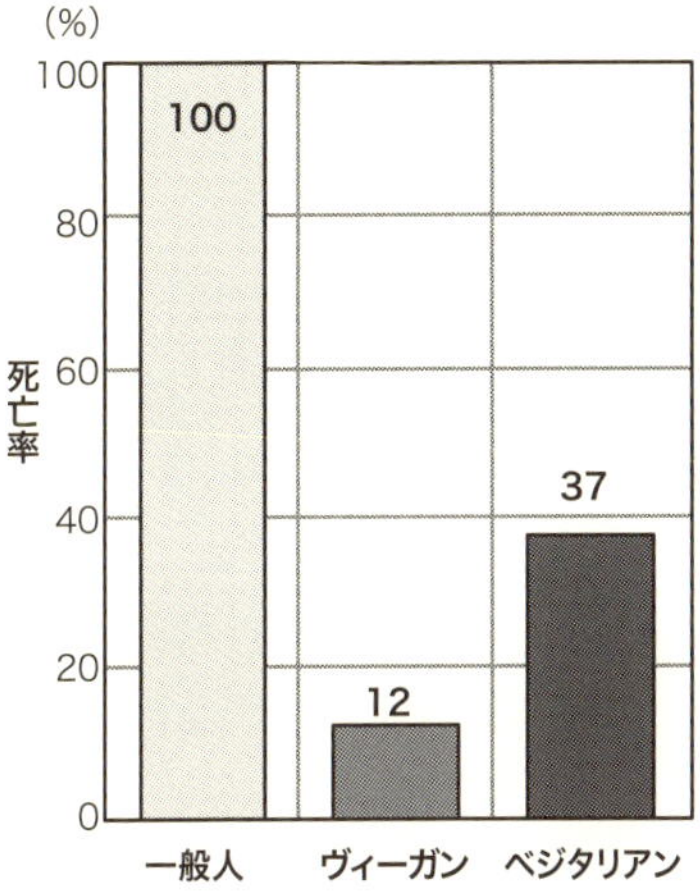

グラフ11　ヴィーガン（完全ベジタリアン）の心臓病死は、一般人の８分の１

出典：『新版　ぼくが肉を食べないわけ』

調査対象は、なんと二万五〇〇〇人にたっした。一人ひとりに面接し、克明な聞きとり調査を行った。こうして、疫学調査は六年間にわたって継続された（『New Scientist』１９８９）。

そして、衝撃事実が明らかになったのです。

「……カリフォルニア州に住み、肉を食べているふつうの人たちと比較すると、アドベンティストの冠状動脈血栓心臓病による死亡の危険率は、はるかに低かった。これは強力な証拠である。理論でもなければ、仮説でもない。率直な事実である」（ピーター・コックス『ぼくが肉を食べないわけ』築地書館）

フィリップス博士らは、その後も二〇年にわたって調査を続行したという。

その熱意に頭が下がります。

12 アテローム

血管にアブラが詰まる。心臓病マヒや脳梗塞でバッタリ倒れ、ポックリ死にます

●バウムクーヘン状血栓

肉や卵、牛乳などを毎日食べている一般的なアメリカ人は、どうして、ＳＤＡのヴィーガンより八倍も心臓マヒで死んでいるのでしょう？

その死因もわかっています。それが、アテローム血栓症です。

アテロームとは、血管の内側に沈着するコレステロールなどの脂肪分です。

とりわけ肉食者の動脈には、このアブラ分がたまっています。

それはドロドロのノリ状で、しだいに血管内側にたまっていきます。

それはモチのように層になったり、バウムクーヘン状につまっていくのです。

これが動脈硬化です。血管が完全につまればアウト！　心臓の冠状動脈がつまれば心筋梗塞です。脳の動脈がつまれば脳梗塞です。いずれも命にかかわります。

●心臓マヒか、脳卒中か

恐ろしいのは、アテローム層が一部はがれてプラーク血栓となってつまることです。

これを〝プラーク崩壊〟などと呼びます。

■血管が詰まる！ 人類死亡原因の第１位だ

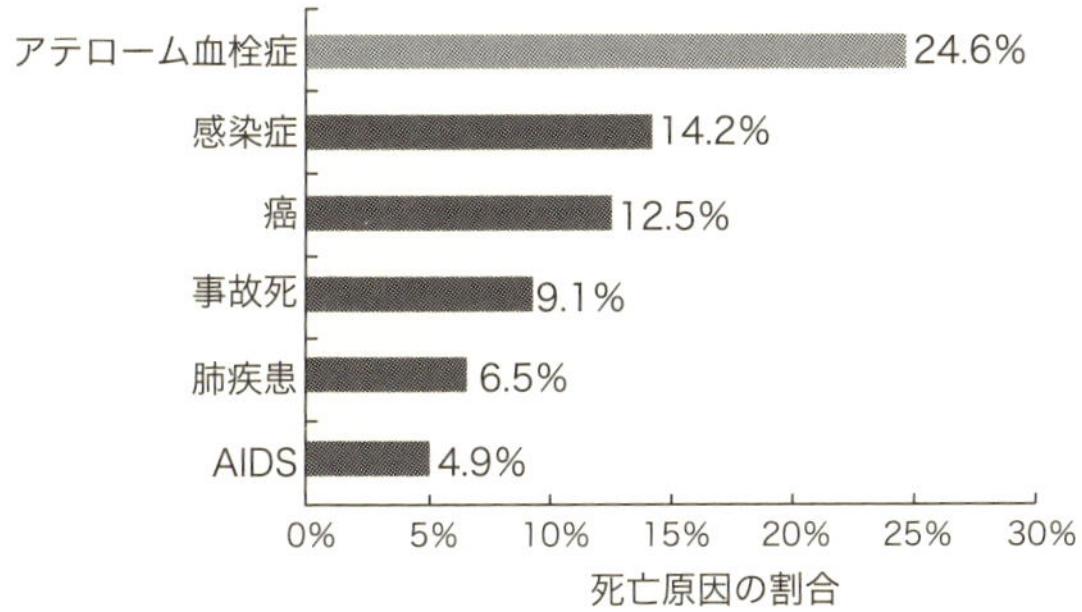

図 12　死亡原因の割合

出典：WHO（世界保健機関）調査報告（2002 年）

血小板が凝集《ぎょうしゅう》し、さらに血栓が悪化、やはり、突然の心臓マヒ、脳卒中で急死します。急死しないばあいでも狭心症、脳虚血発作などを起こします。

心臓、脳以外の血管で起こる病気が末梢動脈疾患（ＰＡＤ）です。

「歩行障害」や手足が腐る「壊疽《えそ》」「壊死《えし》」など、これらの深刻な症状です。

●菜食者は発作ゼロ！

八倍心臓マヒで死ぬのを防ぐのはかんたんです。

アテローム（アブラ）の原因を絶てばいい。つまり、肉をやめる。動物脂肪をやめる。さらにいえば砂糖もやめる。それは、体内で脂肪に変わります。

過食もやめる。過剰カロリーも脂肪に変わるのです。

つまり理想は菜食、少食につきます。血中コレステロール値は、いやでも下がります。

「五二〇九人調査でコレステロール値一五〇以下で、心臓発作を起こした人はゼロだった」（米フラミンガム研究）

つまり、完全菜食なら心臓発作ゼロなのです。

13 ポックリ病

あんなに元気だったのに、ある日突然……

大切なひとが、いなくなる

●フライドチキン、焼き肉大好き

「お昼まで寝ていて、起きてこないので、起こしにいったら……」

若い奥さんの話に、胸がつまります。

「夫は布団のなかで、冷たくなっていました」

まだ、三一歳の若さ。奥さんには一歳になったばかりの子が残された。

聞けば、だんなさんはフライドチキンや唐揚げが大好きだった。そして、ぽっちゃり体型。人柄もよく、ご近所でも評判だった。そんな、若い夫婦に突然おそった悲劇。きのうまで、あんなに元気だったのに、それが突然いなくなる。

いわゆるポックリ病です。その正体こそ、アテローム血栓症なのです。

冠状動脈がつまれば心筋梗塞、脳の血管がつまれば脳卒中です。

最近、俳優の大杉漣《れん》さんが急死しました。六六歳。わたしより若い死です。それも、まったく前兆のない突然死。おそらく、アテローム血栓死でしょう。原因は、焼き肉などの食事でしょう。昨今、大変な焼き肉ブーム。このような悲劇もまたあいつぐのではないでしょうか。

■コレステロール多くとるほどポックリ死

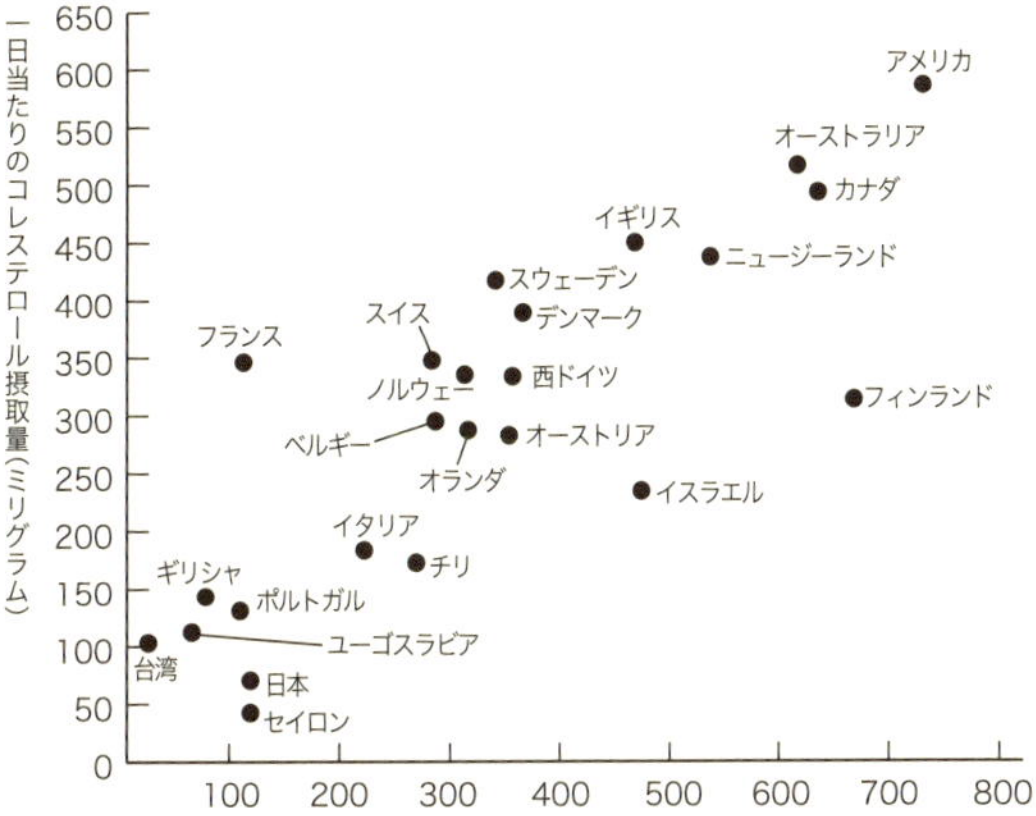

図13　人口10万人あたり55～59歳男子の心臓病死亡率

出典：『いまの食生活では早死にする』

●脂で心臓マヒ、脳卒中に

血管が詰まる理由は、すでにのべました。肉食です。肉には、動物脂肪つまり脂身もふくまれています。いわゆる飽和脂肪とコレステロール。そのアブラ分が血管にたまっていく。

コレステロールは脂質の一種で、約三割は食品から、七割は肝臓で合成されます。

なかでも悪玉菌（LDL）と呼ばれるコレステロールが過剰になると、血管に付着して悲劇を引き起こします。

つまり、コレステロールなどアブラの多い食物をとるほど、心臓マヒで死ぬのです。

図13は、ポックリ病の原因が、食事中のコレステロールであることの証明です。

血栓が脳血管に詰まれば脳梗塞です。

やはりポックリいきます。死ななくても半身不随などの後遺症が残り、本人にも家族にも、過酷な日々がまっています。

14 ムダ死に

「心臓病、脳卒中は無用な死である」(ライマン氏)
肉食をひかえれば、あなたは死なずにすむ

●死なないための菜食

「ベジタリアン食は心筋梗塞九七％を防いでくれる」(一九六一年『米医学協会ジャーナル』)

ポックリ病で死なない。その唯一の方法は、菜食になることです。

「あなたの血清コレステロール値が一五〇前後でなかったら、あなたに心臓病が密かに忍びよっている。しかし、けっして、その影に気づかないだろう」(ライマン氏)

その〝影〟とは、あなたの冠状動脈に、しずかに、しずかに蓄積しているアテロームです。

それが、ある日突然、血管につまり命を落とす。

「こうして死亡する心臓病、脳卒中は無用な死である」とライマン氏はいう。

とにかく、突然死ポックリ病をさけるためには、動物脂肪をさけることです。

動物の脂身《あぶらみ》は、〝毒〟だと思うべし。

図14は、カロリー中の動物脂肪割合が増えるほど、心臓病が増えることを証明しています。

フィンランド、アメリカなどの〝先進国〟ほど、バタバタ心臓病で倒れています。

これらの国々は、健康情報では〝後進国〟なのです。

■動物脂肪を多く食べる国ほど多い心臓病

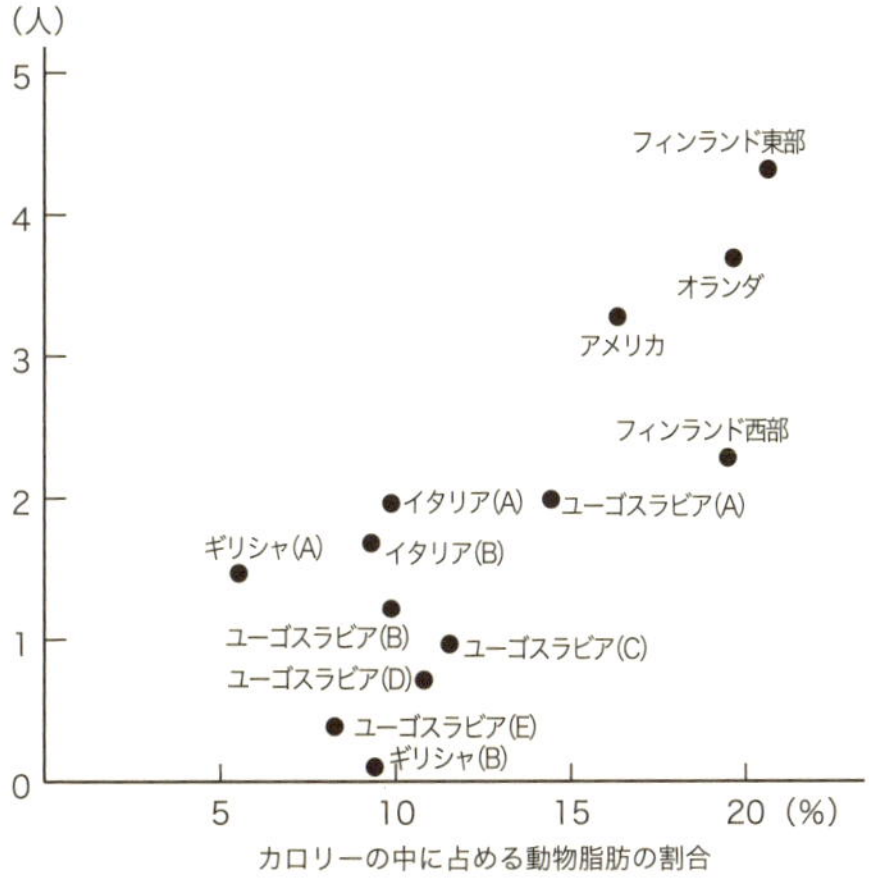

図14　5年間のうちに心臓病を起こした人数（100人あたり）

出典：『いまの食生活では早死にする』

●中国の一七倍心臓マヒ

「肉や魚、鳥肉、酪農製品、それがアテローム動脈硬化の主な原因だ」「これら動物食の害も、科学的な合理性に裏付けられたものである」（ライマン氏）

さらに彼は、こう断言する。「ミート・キルズ！」（肉食は人を殺す！）肉好きには、ショッキングな一言です。彼は明言します。

「これは議論の余地のない現実だ。ちょうど、『タバコが人を殺す』のと同じだ。ただし、その〝殺しっぷり〟には、タバコなど足もとにもおよばない」「肉食こそ、アメリカ国内の病気と死亡原因のダントツのトップなのだ」

米国男性は中国男性の一七倍も心臓マヒで死亡している！（『チャイナ・スタディ』）

〝貧しい〟と思われていたアジアの食事が、じつは〝豊か〟だったのです。

15 肉食神話の崩壊

「動物たんぱくは優良たんぱく質」は、
真っ赤なウソだった……

●肉、卵、牛乳と心臓病

動物脂肪だけでなく、動物たんぱくも、心臓病マヒのひきがねになります。

数多くの研究で、動物食品と心臓病との関連性は完全に立証されています。

図15も、その証拠です。

食事のなかで、動物たんぱくの占める割合が高くなるほど、心臓病で死んでいるのです。

わかりやすくいうと、肉るい、卵、牛乳など動物性たんぱくをとるほど心臓病で死ぬのです。

これまで、わたしたちは「動物たんぱくは優良たんぱく」と栄養学でおしえられてきました。

それは、真っ赤なウソだったのです。

血中コレステロールを上昇させるのは、動物脂肪だけではありません。

動物たんぱくもコレステロールを上げるのです。

●動物たんぱく神話

ドイツの生理学者カール・フォイト（一八三一〜一九〇八年）は「動物たんぱくこそ優良たんぱくである」と推奨した。そして「植物たんぱくは劣等たんぱくだ」と切り捨てた。これが、

■動物たんぱく多くとるほど心臓病で死ぬ

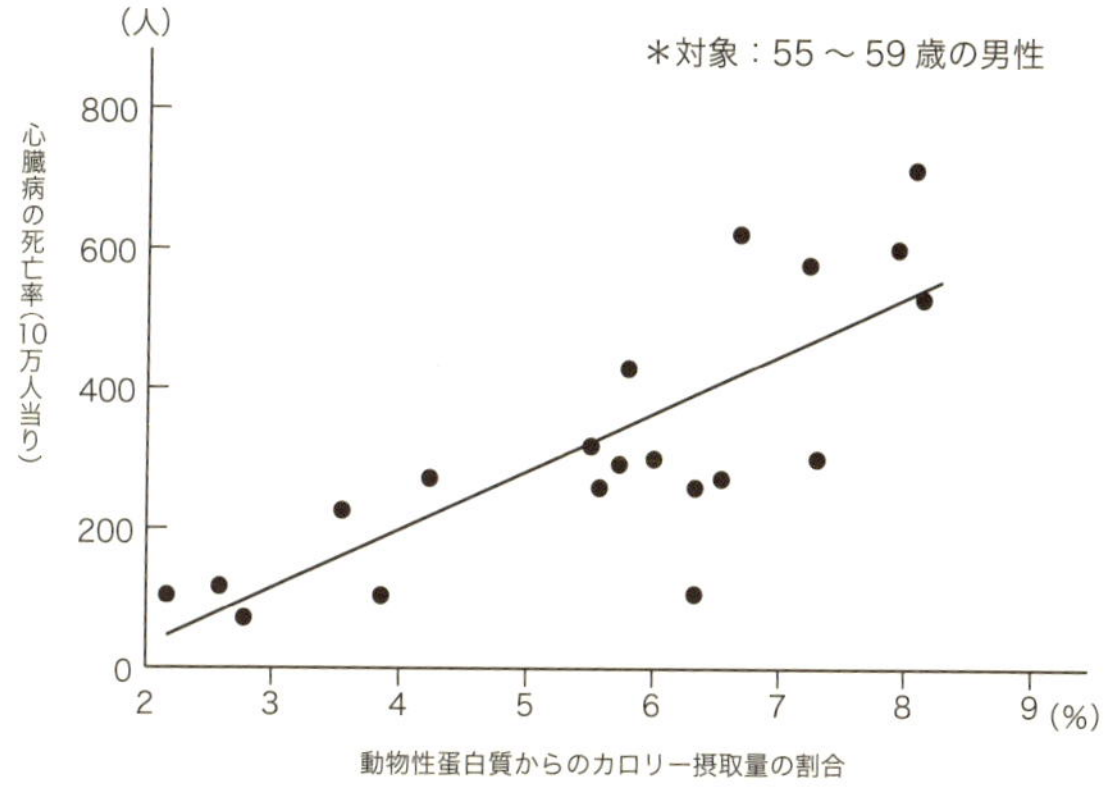

図15　心臓病死亡率と「動物性タンパク摂取量」との関係

出典：『葬られた「第二のマクガバン報告」』

根本から誤りだったのです。

しかし、〝偽りの栄養学〟を唱えたフォイトは、〝栄養学の父〟の称号をさずかります。

そして、近代栄養学は、すべてこのフォイト栄養学から出発したのです。

だから、栄養学者、栄養士は、すべて〝まちがった栄養学〟を学び、信じて、栄養指導を行ってきたのです。彼らは口をそろえて優良たんぱくの肉食をすすめました。

さらに、牛乳、卵を優良たんぱくとして、積極的に摂取することを推奨してきました。

「植物たんぱく質は劣等たんぱくだから、ひかえなさい」「炭水化物は栄養が乏しいので食べないよう」などメチャクチャです。近代から現代にかけて、世界中の人類が、肥満、ガン、心臓病、脳卒中、糖尿病などに苦しんでいます。それは〝偽りの栄養学〟の犯した最悪犯罪の結果です。

16 植物たんぱく!

お肉屋さんは〝発ガンショップ〟⁉

植物食(プラントフード)こそベスト‼

●スタミナ〝発ガンランチ〟

いまだ、フォイトのペテン栄養学に〝洗脳〟されているひとはあまりに多い。

そういうひとは「お肉は優良たんぱくで、最高の栄養源」と無邪気に信じている。

さらにスタミナ源で「肉を食べなきゃ元気は出ない」と思いこんでいる。

業者も、そう信じているひとは多い。

街で出されるスタミナランチなどは、ステーキ、ハンバーグ、ソーセージなどがてんこ盛り。

しかし、これは、WHO(世界保健機関)が警告する「最凶発ガン物」を皿に盛っているのである(60ページ)。正式名称は〝発ガンランチ〟としてメニューに書くべきなのだ。

肉屋も、「ミートショップ」から「発ガンショップ」に看板を掛け変えるべき……(⁉)。

●バイブル!『チャイナ・スタディ』

今や「食と健康のバイブル!」と、世界的に絶賛されている『チャイナ・スタディ』の著者コリン・キャンベル博士は、「低質」と言われてきた植物たんぱくこそベスト! と、すすめています。

■植物たんぱくはコレステロールを減らす

食品	摂取量	血中コレステロール
肉（Ⅰ） 牛乳、卵、魚（Ⅰ～Ⅱ） 脂肪（Ⅰ） 動物性タンパク質	増やす ↗	増やす ↗
植物性タンパク質（Ⅰ） 食物繊維（Ⅱ） セルロース（Ⅱ） ヘミセルロース（Ⅱ） カロテン類 植物のビタミンB類（B_2、B_3）（Ⅰ） 豆類 淡色野菜 果物 人参 イモ類 いくつかの穀類	増やす ⇗	減らす ⇘

表16　血中コレステロールと関連する食品

出典：『葬られた「第二のマクガバン報告」』（一部改変）

まず、心臓マヒや脳卒中の原因となるアテローム血栓症も、動物たんぱく質は原因となり、植物たんぱく質は減少させます（表16）。

肉、牛乳、卵、魚、その他動物たんぱくは、食べるほどに血中コレステロールを上昇させる。つまり、心臓病、脳梗塞などのリスクを高める。

これにたいして、植物たんぱく、植物繊維、豆類などの植物食（プラントフード）はすべて、食べるほど、血中コレステロールを低下させる。つまり、心臓マヒや脳卒中など、突然死のリスクを下げる。

それだけではない。糖尿病、肥満、ガン、難病、認知症まで、みごとに防いでくれるのです。

動物たんぱくが、ガンなど万病の原因になるのは、腸内で悪玉菌が食べて、腐敗発酵し、強烈な発ガン物質など、さまざまな毒物を腸内に発生させるからです。それが腸壁から吸収され、血流にのって全身にまわるのです。

17 豊かな国？

心臓病で六倍、七倍、バタバタ死んでいる……

いったい、どこが〝豊かな〟先進国なの？

●アメリカは最悪である

〝豊かな国〟ほど、心臓発作でバタバタ死んでいます（グラフ17）。

アメリカ人は〝貧しい国〟ポルトガル、スリランカ人の約七倍も心臓病で死んでいる。

こうなると、どちらが〝貧しい〟のか、わからなくなります
このグラフがもの語るのは、心臓病の最大原因は食生活にある、ということです。

中国農村部の男性にくらべて、アメリカ男性の心臓マヒ死は一七倍なのです！

「なぜアメリカ人は、心臓病のために六〇～七〇代で死んでしまうのか？　世界の大部分の地域では、この病気で亡くなることは、そんなに多くはない」（『チャイナ・スタディ』）

つまり、アメリカ型食生活が最悪なのです。

アメリカ人は、致命的な〝食いまちがい〟で、つぎつぎに命を落としている。

まさに、無知の悲しさ、〝洗脳〟の悲劇です。

●食まちがいの悲劇

「……これは、まさに食べ物が原因による死亡事件なのである。心臓病にかかる率が低い

■いったい、どちらが“豊かな国”なの？

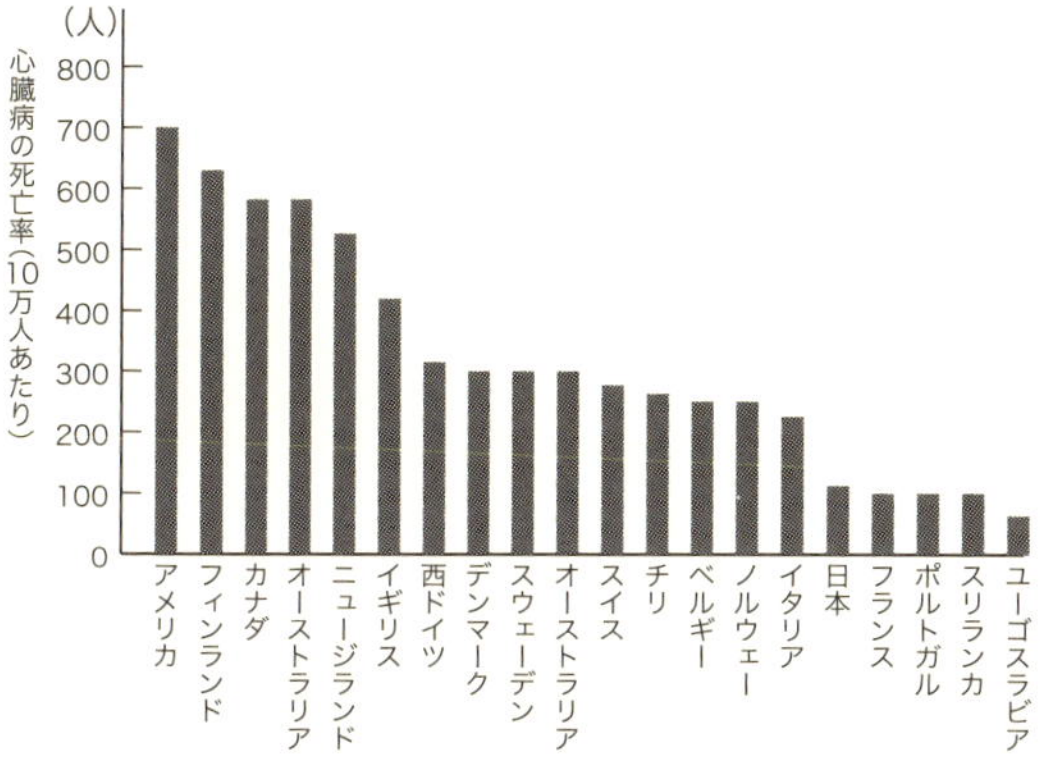

グラフ17　心臓病の国別死亡率（データは1955年頃のもの）

出典：『葬られた「第二のマクガバン報告」』

国々では、飽和脂肪や動物たんぱく質を少ししか、とっていない。全粒こく物や果物、野菜を、もっとたんさん食べている」（キャンベル博士）

ペテン栄養学者たちは、これら国別の心臓病死の格差を「遺伝による」と説明してきた。心臓病死は〝食べまちがい〟による――と認めると、過《あやま》ちを認めることになってしまう。かれらは責任を追及され、メシの種まで奪われかねない。

しかし、そのペテン理論も、次の決定的事実で否定されるのです。

「ハワイやカリフォルニア州に住む日系人男性は、日本在住の男性より、コレステロール値と冠状動脈心臓病の発生率が高い」（同博士）

この差はアメリカ食による。「飽和脂肪とコレステロール（動物食品）を摂取するほど心臓病リスクが増す」ことの証拠です。

まさに、「食べまちがい」は「生きまちがい」なのです。

18 モリソン実験

アメリカ食で一二年後、全員死亡！ 菜食に制限グループは生存率三七％

●ステントで血栓に

植物食こそ、心臓病を防ぐきめてです。その真実がおわかりいただけたでしょう。

では——。心臓病になってしまったひとは、どうしたらいいのでしょう？

あなたが狭心症、心筋梗塞などの心臓病になったとします。病院に行ったら、医者はまよわず、こうすすめます。

「今は、ステント治療がありますから、安心ですよ」

これは、股間からカテーテルを入れて、ステントという小さな金網状の筒を狭くなった冠状動脈に挿入し、それを風船で膨らませて血管を広げ、血流を改善するものです。

まるで、手品のようです。しかし、この手術にも限界があります。

ステントは異物です。アテロームなど沈着し血栓ができる。いずれは再手術が必要になります。

●バイパス七六％は不要

さらに、重度の心臓病なら、医者はバイパス手術をすすめてきます。

これは、文字通り、自分の血管をよそからもって来て、つまった冠状動脈のわきに〝バイパス血管〃を形成するのです。まさに、アクロバティックな外科手術です。

ところが「心臓バイパス手術の七六%は不要だった！」と、当の米医師会ですら認めているのです（『Newsweek』誌）。

それでも、医師は不要な手術を患者にすすめる。なぜなら、バイパス手術で医者は一万六〇〇〇ドル（一七六万円）も、もうかるからです。

■肉食者は全滅、制限食は38%生存した

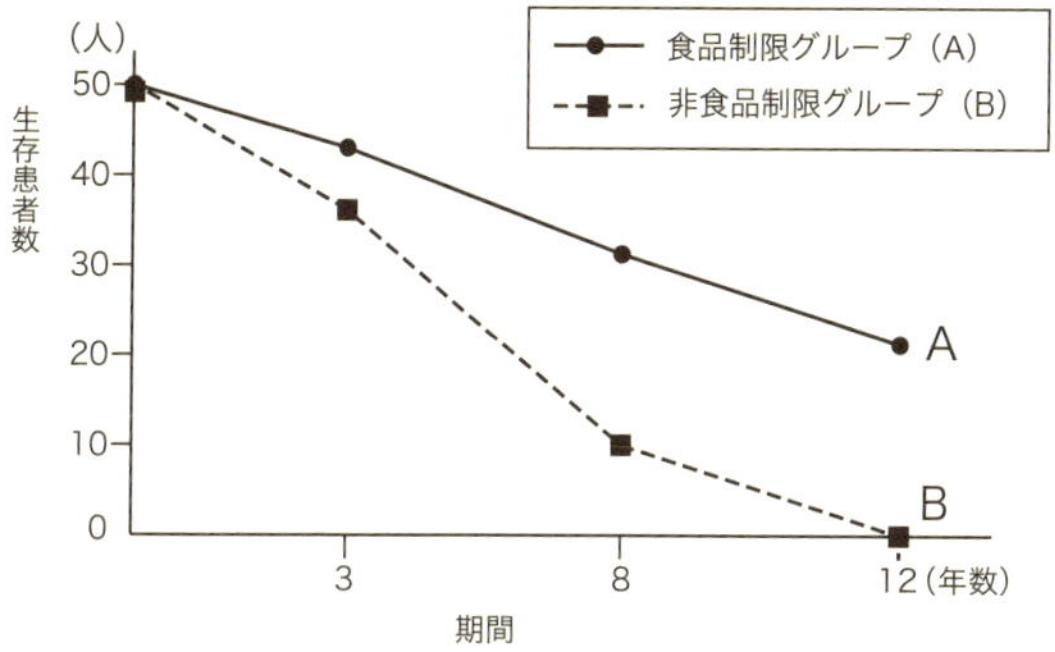

グラフ18　モリソン博士による治癒患者の生存率

出典：『葬られた「第二のマクガバン報告」』

●菜食で生存率三八%に

食事で心臓病になった。なら、食事で治す。

これが、とうぜんです。

レスター・モリソン博士は、心臓病発作を起こした患者を、A（脂肪、コレステロールを減らす。肉少量、週に二回。乳製品、バター、卵黄は禁止）とB（食事制限なし。アメリカ型食事）各五〇人に分け、比較しています。

その結果、一二年後、B群五〇人の生存率は〇%。全員死亡！　食事制限A群の生存率は三八%でした。

菜食こそ心臓病治療のベスト方法なのです。

19 断食と菜食

あなたの持病の心臓病も、断食と菜食で
みごとに治ります！

●ダンジキーッ！　絶叫にビックリ

わたしの友人の一人が、心臓病で悩んでいました。

長年、クスリを服用しているけど、治らないとぼやきます。

「心臓病なんて、かんたんに治るよ」というと、彼は目を輝かせます。

「どうしたら治るんだよ？」

「まず断食、そして菜食だな」

「ダンジキーッ！」。目をむいて絶叫したので、こちらもビックリ。

「クオリティ・オブ・ライフってもんが、あるだろヨ」

つまり、「生活の質」を強調しているわけです。断食（ファスティング）や菜食（ベジタリズム）が、まだまだ、浸透していないことを痛感した瞬間でした。

●〝体毒〟が体から抜けて治る

断食療法は、最近、世界中で熱い注目を集めています。欧米では、これを「メスの要らない手術」と呼んでいます。ヨガは「断食は、万病を治す妙法」と位置づけています。

■動物食は食べない！ それだけで完治する

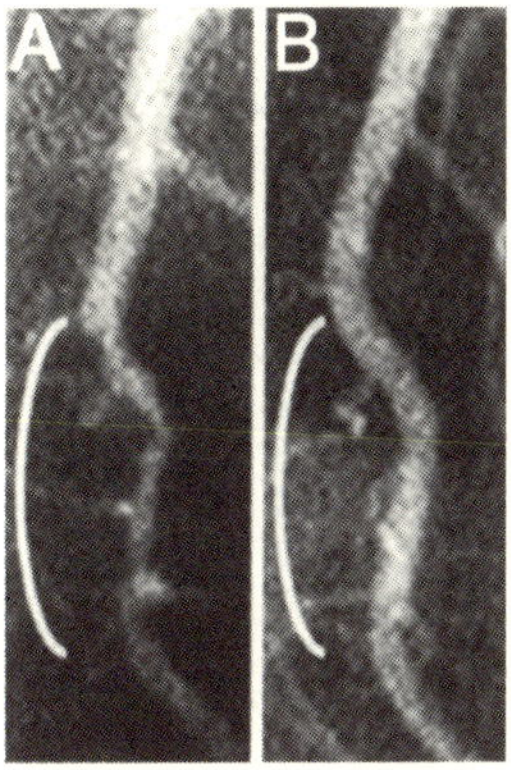

写真19　心臓病患者の冠状動脈改善の様子

出典：『葬られた「第二のマクガバン報告」』

A：「植物性食品中心の食事」の開始前
B：「植物性食品中心の食事」の実践後

まず、万病はどうして起こるのでしょう？

その元凶は〝体毒〟です。それは、〝口から入る毒〟（食べ過ぎ）と、〝心から起こる毒〟（悩み過ぎ）の二つがあります。絶食をすると、食事（インプット）にストップがかかり、排泄（アウトプット）のみになります。すると、万病原因の排毒が進み、うそのように消えていくのです。そのメカニズムは、**①自己浄化→②病巣融解→③組織新生**、というものです。

●メスも薬もいらない

菜食療法は、ゆるやかな絶食療法と同じ効果があります。

写真19左は、菜食療法前の冠状動脈です。右は療法後です。明らかに冠状動脈は太く再生し、血流も改善しています。

この症例は、食事を動物食から植物食に替えただけです。

それで〝奇跡〟が起こり、心臓病が完治したのです。

つまり、心臓病治療にはメスもクスリもいらない。

動物食は食べない。少食にする。ただ、それだけでいい。

なんと、かんたんなことでしょう！

20 さらば！ 高血圧

ベジタリアンに高血圧は無縁です 血圧は青年時代と同じ若々しさ

●一三〇が高血圧とは？

年をとると血圧を気にするひとが多い。

なかには、毎日、自宅で計っているひともいます。医者が、そうすすめているからです。

だいたい、〝高血圧〟という定義があやしい。というよりメチャクチャ、いいかげんです。

戦後は、最高血圧が一八〇を超える人を高血圧と呼んでいました。

ところが、不可解なことに、その数値が年々下がっていった。

そして、ついに二〇〇八年には、一三〇を超えると高血圧症ということになった。

これを、おかしいと思わない人の、頭の中身がオカシイ。

●売上げ増の陰謀である

なぜ、こんな不自然なことを、日本政府（厚労省）はやったのか？

理由は、じつにカンタンです。高血圧の定義を下げれば、患者が増えるから……。

ただ、それだけです。患者が増えれば、血圧降下剤の売上げも増える。

つまりは、製薬会社と厚労省と悪徳医師が結託して、高血圧のハードルを下げたのです。

■菜食者の血管は柔らかく高血圧とは無縁

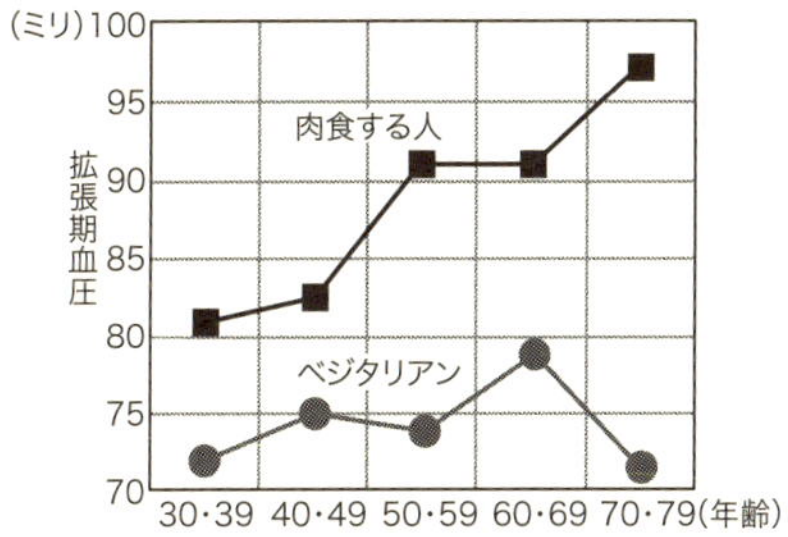

グラフ20　肉食する人と比較したベジタリアンの血圧

出典：『新版　ぼくが肉を食べないわけ』

まさに、子どもだまし。

なのに日本では、子どもどころか、大の大人が赤ん坊の手をひねるように、コロリとだまされている。

血圧降下剤には、恐ろしい副作用が数多くあります。

腎不全、脳梗塞、意識喪失、肝障害、頻脈、動悸、排尿障害、頭痛、めまい、貧血、低血圧症、性的不能（ＥＤ）……。

●菜食で青年並み血圧に

血圧を下げることは、じつにカンタンです。

今日から菜食にすればいいのです。

グラフ20は、肉食者とベジタリアンの年齢と血圧をくらべたものです。

肉食者は年をとるほど高血圧になっています。これは、アテロームが血管に沈着し動脈硬化が進むからです。

ベジタリアンは、肉食者より最初から血圧は低めです。七〇歳を過ぎると肉食者とはぎゃくに血圧は下がり、三〇代と同じです。つまり菜食者の血管は青年のようにやわらかい。動脈硬化などの危険な血管病とも、まったく無縁です。

第3章

なぜハムは最凶「発ガン物質」なの？

――腸内悪玉菌のエサで、猛毒が生まれる

「加工肉は、最凶発ガン物質」
「赤肉も強い発ガン性がある」
ＷＨＯ（世界保健機関）はついに
「肉食」の危険性を
公式に認めました。
しかし、政府も、マスコミも、学界も
知らぬふりです。

21 WHO発ガン報告

WHO（世界保健機関）勧告の衝撃
これまで、隠されてきた真実です

●タバコなみの発ガン性

「ハム・ベーコンなど加工肉に最強の発ガン性がある」

WHO（世界保健機関）による突然の発表は、世界に衝撃を与えました。

二〇一五年一〇月二六日、フランス・リヨンに本部をおくWHO専門組織「国際ガン研究機関」（IARC）の勧告です（図21）。

「加工肉は、大腸ガンになるリスクがある」

「加工肉消費が大腸ガンを引き起こす十分な証拠がある」

つまり、おなじみハム、ソーセージ、ベーコン、サラミ、コンビーフなど肉加工食品が、すべて槍玉にあがったのです。これらは「肉の加工段階で、発ガン性につながる物質が生成される」と警告。発ガン性リスクについて五段階で評価しています。

「加工肉は、タバコやアスベスト（石綿）と同じ、最も高レベルの発ガン物質である」

●ハム二～三枚でも危険

ハム、ベーコンなど食べると、どれだけ危険なのでしょうか？

■ハムにも肉にも最悪レベルの発ガン性！

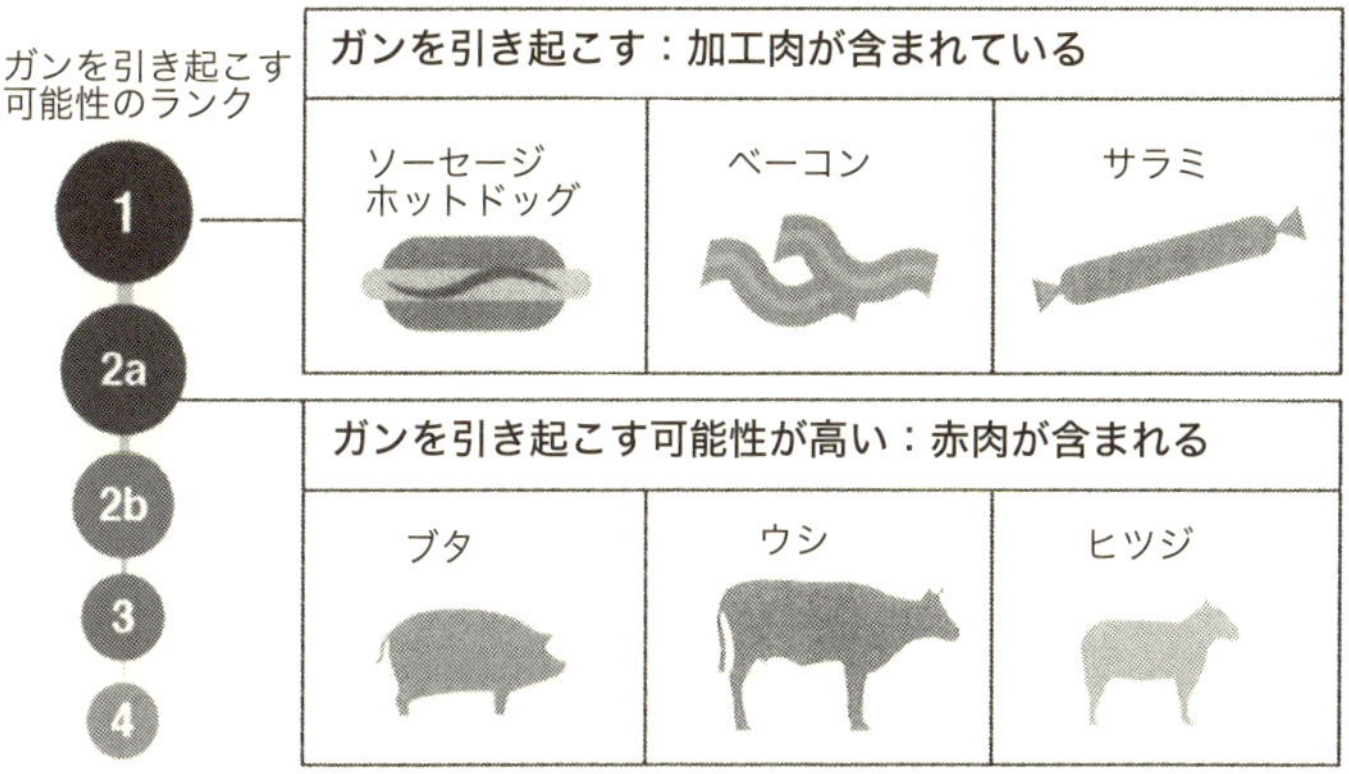

図21　WHO（世界保健機関）が肉の発ガン性を警告

出典：WHO イギリスガン研究所

「毎日五〇グラムの加工肉を食べつづけたばあい、大腸ガンのリスクが一八％上がる」

具体的に数値を示して警告しています。

五〇グラムといえば、ハムでわずか二～三枚。朝食のハムエッグなどで、毎日食べているひともいるでしょう。

その倍食べてるひとの大腸ガンリスクは、三六％にはねあがります。

●赤肉にも強い発ガン性

ＷＨＯ勧告で注目すべきは、「赤肉に、五段階評価で上から二番目の強い発ガン性がある」と断定したことです。国際機関が肉の発ガン危険を認定したのは、おそらくこれが初めてでしょう。

わたしは、このＷＨＯ勧告に「今ごろ……」とため息が出てきました。

菜食者のあいだでは、肉類に発ガン性があることは、半世紀前から常識だったからです。

22 腸で腐る

「腸」に「肉」が入ると悪玉菌で「腐敗」し、強猛烈な毒素が生まれる

●発色剤（亜硝酸塩）

ＷＨＯが、ハムなど加工肉を五段階最強の発ガン物質と断定した。

それは、加工レベルで添加される発色剤などの添加物が、強い発ガン物質に変わるからです。亜硝酸塩は、食肉アミンと結合し、強い発ガン物質ジメチルニトロソアミンに変化します。

さらにＷＨＯは、赤肉にも強い発ガン性がある、と断定しています。

肉類じたいに発ガン性があるのではありません。食べたとき、腸にたっします。すると、それは腸内細菌の一種、悪玉菌の大好物なのです。これら腸内細菌が肉たんぱくを食べて分解すると、インドール、スカトール、アミン類、アンモニアなど多種多様な有毒物質が生成されます（図22）。わかりやすくいうと、肉類は腸内で腐敗発酵するのです。

●発ガン物質の「御中元」!?

古くからこの「腐敗」は知られていました。漢字の「腐」という文字が、明快にもの語ります。消化器「府」に「肉」が入ると「腐る」のです。

これは、牛肉、豚肉、羊肉さらに鳥肉であろうと同じことです。

■腸内の悪玉菌が肉を分解し毒物を生成

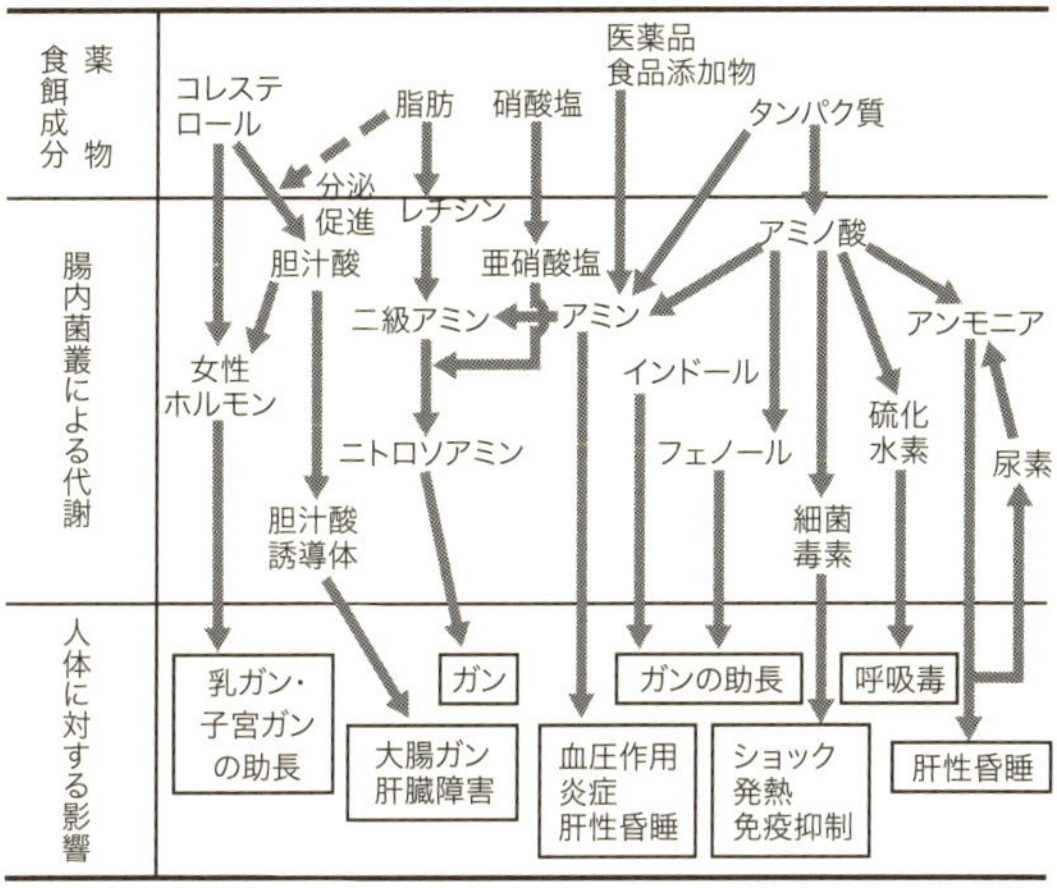

図 22　腸内菌叢による有害物質の生成（仮説）

出典：『腸内細菌の話』

この国際連合の健康機関の公表と勧告で、肉食は完全にアウトです。

冗談でなくハム会社は「最凶発ガン物質」を製造販売しているのです。

あなたは、これでもお中元に「ハム詰め合わせ」を贈る気になりますか？

●腸内菌に無知だった

栄養学は、この腸内細菌の存在に無知でした。おびただしい腸内細菌の生成活動を無視した栄養学だったのです。それは保育園レベルで、オハナシになりません。

図22を見ると、肉の成分（コレステロール、脂肪、動物たんぱく）が、発ガン物質など多様な毒物に変化するメカニズムがわかります。これも、ほんの一部を示した図にすぎません。

23 大腸ガン五倍

日系移民三世は、アメリカ型肉食生活で
大腸ガン死は日本の五倍に激増しています

●お宅はトイレが臭い？

肉など動物食は、腸内で腸内細菌により腐敗します。

そして強烈な発ガン物質など猛毒物を数多く生成します。

たとえば、インドールなどは発ガンを促進します。脂肪は胆汁酸誘導体に変化し、大腸ガンなどを引き起こす。コレステロールも女性ホルモンに変化し、乳ガン、子宮ガンの原因になります。動物たんぱくも、肝性昏睡を引き起こす毒物アンモニアを生成するのです。

こうして動物食は、悪玉菌により腸内腐敗し、大量多種の毒物を生成します。

それがよくわかるのが、オナラです。肉食者のそれは、鼻がまがるほど臭い。

それだけ、猛毒ガスが発生しているのです。ちなみに、菜食者はまったく無臭です。

だから、トイレが臭い家庭は、早死にする――。

●日系三世の大腸ガン死

これら「肉食の害」は、栄養学でも絶対タブーでした。学校でもメディアでも、まったく、おしえられなかった。背後にひそむ巨大な食糧利権が、それを許さなかったのです。

■無知の悲劇……日系三世の大腸ガン死５倍

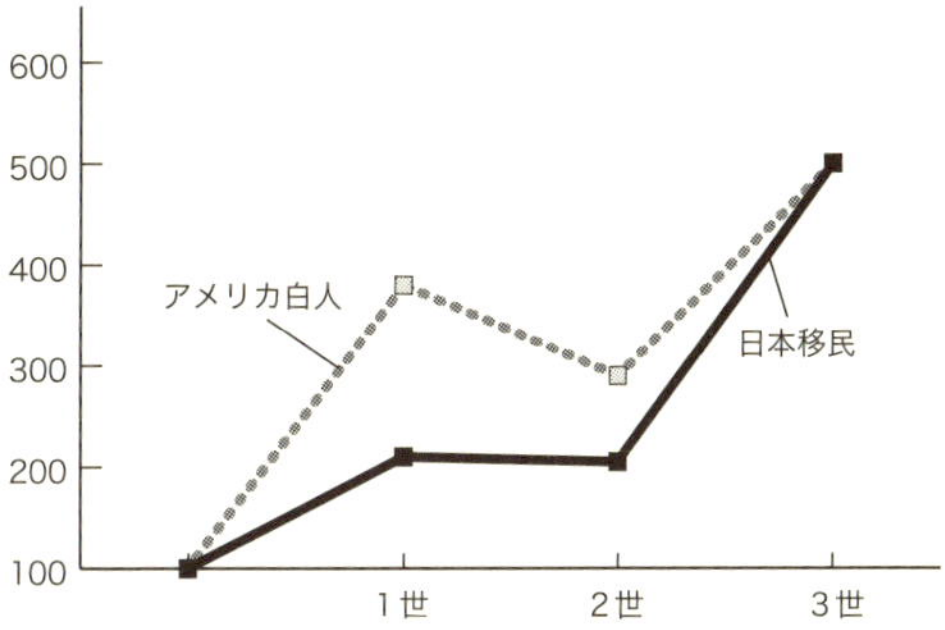

グラフ 23　アメリカ移民の日系三世は、大腸ガンが５倍に
日本人移民のガンの変化（大腸ガン）

出典：『いまの食生活では早死にする』

無知の悲劇は純朴な大衆をおそいました。

その典型が日系移民の悲劇です。グラフ23は、アメリカに移民した日系一世、二世、三世の大腸ガンの死亡率です。それは右肩上がりで増え続け、三世の大腸ガン死は、白人とまったく同じレベルになっています。

その死亡率は、母国日本の五倍です。

肉食など動物食中心のアメリカ型食生活に変わった悲劇なのです。

いいかえると、日本はこく物、野菜中心の食事なので、大腸ガン死がアメリカの五分の一ですんでいるのです。

このグラフですら、「初めて見た！」というおどろきの人がほとんどでしょう。

なぜ、これほど命にかかわる大切なことを、学校では教えてくれないのでしょう？　政府は警告しないのでしょう？　マスコミは隠しつづけるのでしょう？

それは、わたしたちの命が、地球を支配する連中にとって家畜レベルだからです。

24 いきなりステーキ

ガッツリ肉食系の国ほど、
しっかり大腸ガンで死んでいる！

●いきなりポックリ！

肉類は、腸に入ると腸内細菌（悪玉菌）がさかんに食べます。
そして、有毒な発ガン物質などを大量に生成することは、これまでのべたとおりです。
これら発ガン物質は、腸壁を刺激するため、まず大腸ガンが多発するのです。
だから、肉好きが四倍、五倍と大腸ガンで死ぬのも、とうぜんです。
先に、肉好きは八倍心臓マヒで死ぬ――という事実をお伝えしました。
ポックリ病リスクは八倍です。心して焼き肉屋やステーキ屋に通うべきです。
冗談抜きに「いきなりステーキ」「いきなりポックリ」と、なりかねないからです。
それに、「いきなり大腸ガン五倍！」……のリスクが加わります。
この事実に少し耳をかたむければ、それだけ、ポックリ死のリスクも減らせます。
焼き肉通いを週一にするだけで、死亡リスクは、そうとう回避できるのです。

●ああ……無知の悲喜劇

肉食と大腸ガンのリスクは、ＷＨＯ勧告などで、きわめて明快に解明されています。

■肉食大国は 10 倍以上の大腸ガン大国！

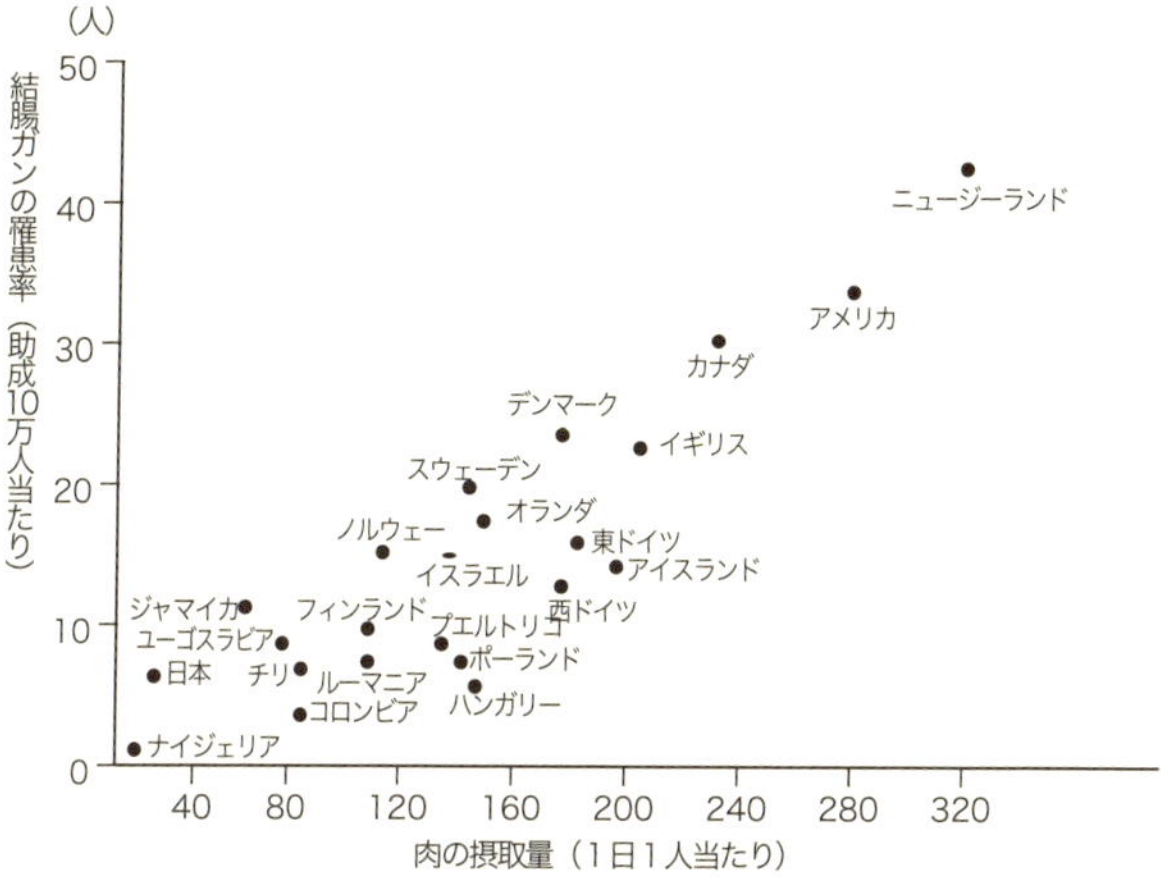

図 24　肉の摂取量と結腸ガンの罹患率（女性）
出典：『葬られた「第二のマクガバン報告」』

図24は、その一つの証拠です。

一日一人あたり、どれくらい肉を食べているか？（肉グラム数）

一〇万人あたり、どれほど結腸ガンにかかっているか？（患者数）

比較すると、みごとに肉を食べる量と結腸ガン発病率が比例しています（結腸・直腸以外の大腸）。

図24の左端、ナイジェリアは肉消費がほぼゼロ。だから結腸ガン患者も、ほぼゼロです。ぎゃくに一日あたり肉を三二〇グラムも食べているニュージランドは、結腸ガン患者が一〇万人あたり四二人とダントツ。コロンビアの一〇倍以上。二八〇グラムも肉食するアメリカも約三三人も結腸ガンにかかっています。

悲劇は、これら犠牲者たちが、自分がどうしてガンになったか、まったく気づいていないことです。ここにも無知の悲劇があります。

25 さくらももこさん

五三歳、突然の乳ガン死が悲しい お肉の害を知っていたなら……

●二つの乳ガン死亡率

図25（上下）は、脂肪の摂取量と乳ガン死亡率を比較したものです。

じつに興味深い結果を、両者はしめしています。

上図は、一日あたりの動物性脂肪の摂取量と、乳ガン死亡率の比較です。動物脂肪の摂取量と乳ガン死亡率は、右肩上がりで比例しています。つまり、動物性のアブラっこい食事が大好き女性ほど乳ガンで死ぬ危険が高い。それをハッキリしめしています。

対称的なのが、下図です。

これは同じように、植物性脂肪の摂取量と乳ガン死亡率をくらべたものです。その結果は、上図とは、まったく異なります。摂取量と乳ガン発症の相関関係は、まったくみられない。バラバラです。植物油摂取量と乳ガン発症は、関係ない。それが、この下図から読みとれます。

●乳ガンが増えるわけ

動物脂肪こそ乳ガンを多発させる。これにたいして、植物脂肪は乳ガン発症に関係ない。

同じアブラでも、動物性と植物性では、これだけリスクに大差が出るのです。

■肉食系女子たちよ、乳ガンで死ぬなかれ

女性陣よ！　乳ガンで死にたくなければ焼き肉、ステーキ、唐揚げ、フライドチキンなどはひかえなさい。アニメ「ちびまるこちゃん」の作者さくらももこさんが、五三歳の若さで乳ガンで急死したことに、日本中が悲しみに沈んでいます。まるこちゃんの番組では、よくお肉が好物で登場します。ももこさんも、お肉の害は知らなかったのか？　くやまれます。

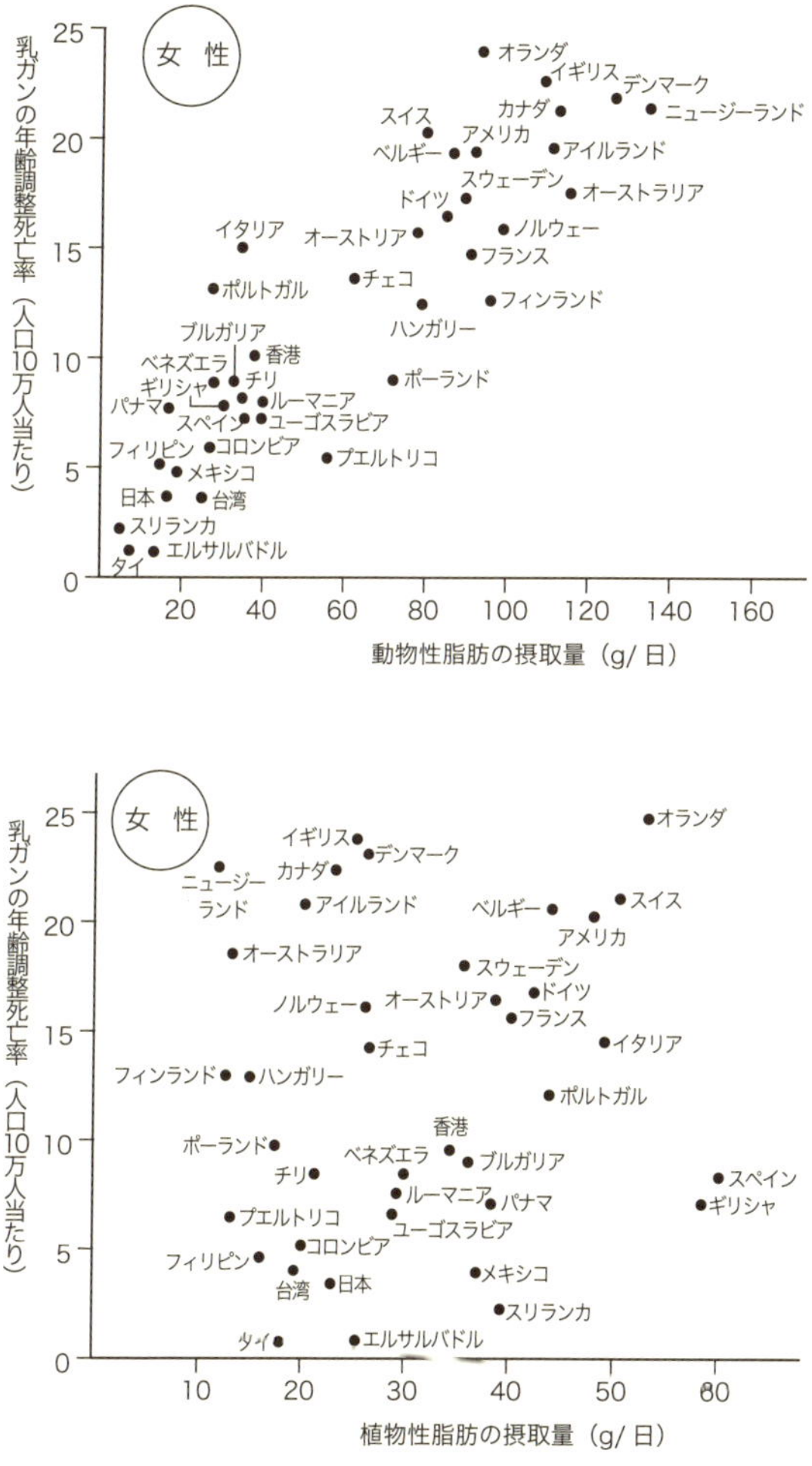

図 25　動物性脂肪の摂取量と乳ガン死亡率

出典：『葬られた「第二のマクガバン報告」』

26 かつ丼大好き？

豚肉大好き女子は、二・一六倍乳ガンになる
乳ガンいやなら、今日から肉ばなれ！

●豚肉、大好きですか？

かつ丼、しょうが焼きなど、豚肉が大好きな女性は、要注意です。

グラフ26（右）は、豚肉をよく食べる女性ほど、乳ガンになることをしめしています。

一番左は、「月に一回以下」と、「ほとんど食べない」。真ん中は「月一回から週一回」。多ければ、「月に四回は、トンカツやかつ丼を食べる」といったところ。それでも「ほとんど食べない」人にくらべて、一・七六倍も乳ガンにかかっています。

いちばん右側は「週一回から毎日」食べる。豚肉大好き派です。

すると、乳ガン発症は「ほとんど食べない」より二・一六倍に倍増しています。

若い女性に、乳ガンがおどろくほど増えています。

それは、グラフのような肉食系女子が増えているからです。

●豆、コーン、お米を食べる

グラフ26（左）を見てください。乳ガン発症と「食肉」「豆」「コーン」「米」との相関関係をくらべたものです。「食肉」は、発症リスクを増やす相関関係があります。

■乳ガンいやなら、さあ今日から肉ばなれ

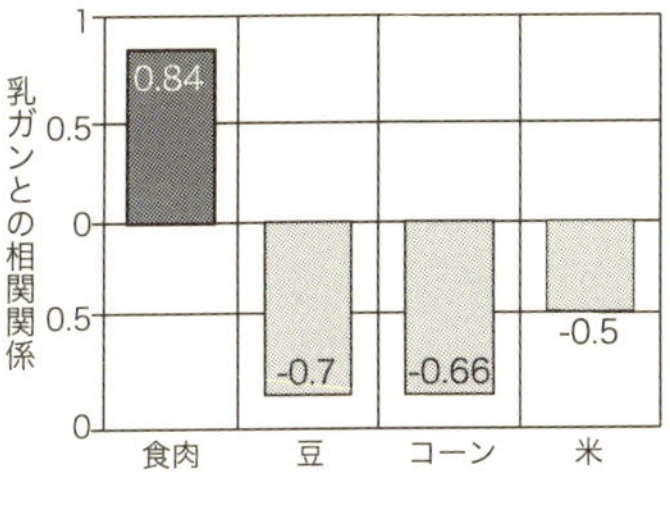

グラフ26（左）　乳ガンと食材の関係

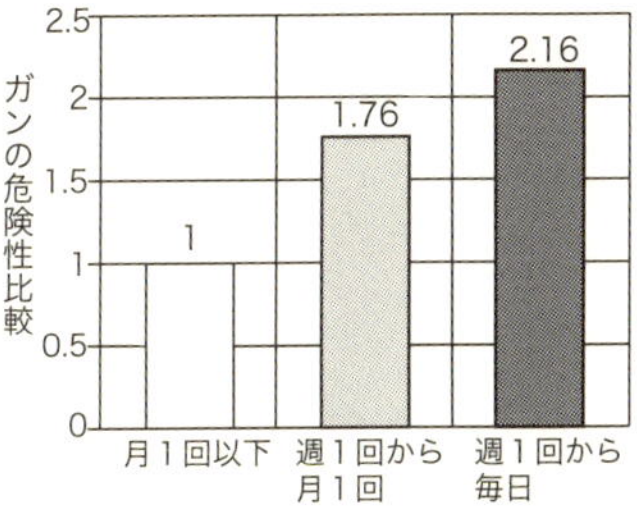

グラフ26（右）　豚肉摂取と乳ガン

これにたいして、「食肉」「豆」「コーン」「米」は、すべて、発症リスクを減らす作用があるのです。

つまり、乳ガンになりたくなければ、「肉食」は減らしなさい、「豆」「コーン」「米」は増やしなさい。

ちなみに、結腸ガンでも、まったく同じパターンが出ています。さらに、食物を二倍にしたときの直腸ガン危険度の比較があります。牛肉を二倍にすると危険度は一・七七倍。羊肉は二・六一倍とさらに高まる。ジンギスカンの食べ放題は、かなりヤバイ。キャベツを二倍食べると、リスクは〇・七六に減ります。ホウレンソウは〇・四四、ダイコンは〇・五四。菜食のガン予防パワーが、ハッキリわかります。

●米女性の乳ガン五倍

アメリカ女性の乳ガン死亡率は、中国女性の五倍にたっします（『チャイナ・スタディ』）。これも、肉食、動物脂肪が最大原因であることは、いうまでもありません。

乳ガンと診察されて青くなっても手遅れです。「乳ガンいやなら肉ばなれ！」、これを合い言葉としましょう！

27 動物たんぱく

ビックリ！　史上最悪の発ガン性！
医学常識がひっくりかえった

●牛乳神話も大崩壊した

「動物たんぱく質は、史上最悪の発ガン物質である」

これは、世界的ベストセラー『チャイナ・スタディ』（前出）の著者コリン・キャンベル博士の衝撃告発です。彼は米コーネル大学で、長い間、栄養学の教鞭をとっていました。

彼は同書で正直に告白しています。

「かつては、わたしも牛乳は完全栄養だと信じきっていた」

博士の信念は、ラットをつかった実験で、根底からくつがえされたのです。

牛乳は、史上最凶の発ガン飲料だった……。

実験に用いたのは牛乳カゼインです。これは、牛乳にふくまれる動物たんぱくです。

グラフ27は、動物に与えるエサの総カロリーに占めるカゼインの割合です（ヨコ軸）。

●牛乳たんぱく二倍で、ガン九倍

タテ軸は、ガン病巣の成長をしめします。

カロリー全体に占めるカゼイン量が一〇％（矢印）を超えると、ガン病巣は、急速に成長をはじめることに博士は驚愕しました。カゼイン量を二〇％（※）に倍増すると、ガン病巣は九倍に急成長したのです。

動物たんぱく質（カゼイン）を二倍にすると、ガンが九倍に成長する。

なら、カゼインには、強烈な発ガン性がある。それを、この実験は証明したのです。

■動物たんぱくこそ史上最悪の発ガン物質

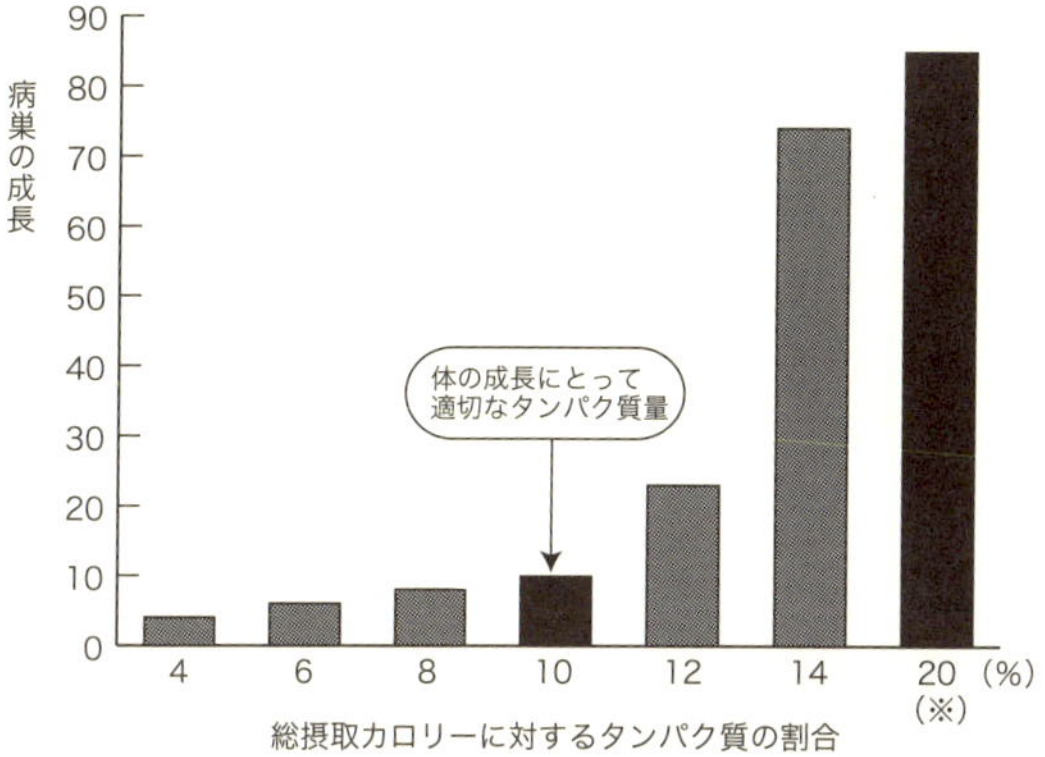

グラフ 27　異なった食事タンパク質量による病巣成長の促進状況

出典：『葬られた「第二のマクガバン報告」』

●動物たんぱくで発ガン

つぎに、動物たんぱく質（カゼイン）を五％、二〇％与えたネズミとガン病巣の反応を比較してみました。

さらに、発ガン物質として有名なアフラトキシンを、ネズミに投与して観察を継続します。

カゼイン二〇％投与群は、観察期間がのびるにつれ、急激にガンが増大します。

五％投与群は、強烈な発ガン物質を与えたにもかかわらず、まったく病巣変化は起こりません。

これは、ガン発症させるのは、発ガン物質ではなく、動物たんぱく質である——というおどろくべき証明となります。

28 もっとセンイを！

植物センイの摂取が増えるほど、大腸ガンは激減します

●消化のじゃま!?

食物センイは、別名セルロースと呼ばれます。

それは、植物だけにしか、ふくまれません。

つまり、動物食品には、まったくふくまれないのです。かつての栄養学者は、ほとんどが肉食礼賛でした。肉食主義者は、植物などは草みたいなもの、と卑下していたのです。

植物センイにも、まったく関心すらありませんでした。植物センイのほとんどは、食べても消化されず排泄されます。だから、「栄養もないジャマ者」あつかいでした。

ペテンのフォイト栄養学に毒された学者たちのアタマのなかも、支離滅裂《しりめつれつ》でした。

「食物センイは、消化吸収のジャマものだから、とりのぞけ！」と、精製技術を推進したのです。

こうして、小麦や米などこく物は、センイ分などが完全に取りのぞかれ、真っ白にしあがりました。この精白技術こそ「食品工業の進化」と、彼らは胸を張ったのです。

●少ない国ほどガン多発

しかし、この食物センイのはたらきが、急速に見なおされています。

■センイ不足で10倍も大腸ガンで死ぬ！

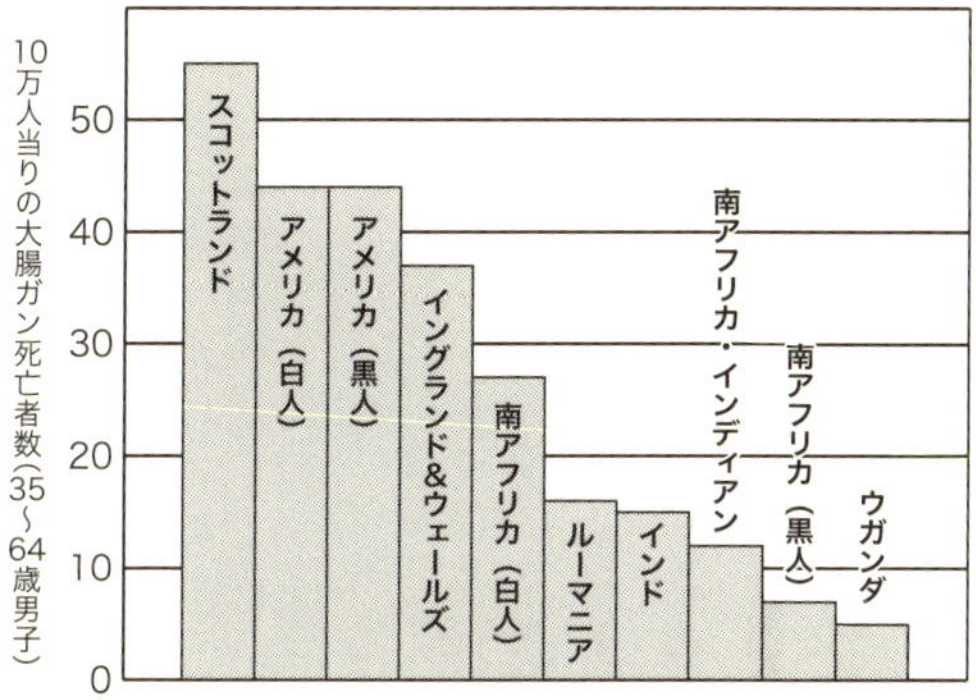

グラフ28　繊維摂取量と大腸ガンの関連

出典：『いまの食生活では早死にする』

ガン、心臓病、脳卒中、糖尿病など生活習慣病が社会問題になって、かくれた原因として、センイ不足が注目されたからです。

たとえば、グラフ28は、人口一〇万人あたりの大腸ガン死亡者数（三五～六四歳）の国別比較です。左側スコットランドが約五二人とダントツです。つづいてアメリカ、白人と黒人が同じで約四五人。右端を見てください。ウガンダの大腸ガン死亡率はわずか四人。同じ黒人でも、アメリカ黒人の一〇分の一です。なにがちがうのでしょう。

食物センイ摂取量が少ない国ほど、大腸ガンが多発しているのです。つまり、センイ摂取量と大腸ガン死亡率は、反比例します。

食物センイは、食物の体内通過を早めます。

未精製食だと約三五時間。精白食では約八〇時間と、およそ二倍半もかかります。それだけ腸内滞留が長く、悪玉菌による腐敗発酵で大腸ガンが多発するのです。なかでもセンイ不足の便秘は最悪です。

29 牛乳カゼイン

動物たんぱく（牛乳カゼイン）は、植物たんぱくより八倍もガンを加速、成長させた

●妄想のフォイト栄養学

〝栄養学の父〟フォイトは、植物たんぱく質を「劣等たんぱく」と切って捨てました。

そして、肉を「優良たんぱく」と礼賛したのです。炭水化物にいたっては、「栄養が乏しいので食べないように」と、ムチャクチャな勧告をドイツ国民に行っています。

さらに、こう公言しています。

「体にいいものは、いくらとっても、とりすぎることはない」

この学者のアタマの中には、「過ぎたるは及ばざるがごとし」という古今東西の哲理すら存在しなかった。まさに、彼こそ、〝狂気の学者〟（マッド・サイエンティスト）の称号がふさわしい。

のちの研究者たちは、フォイト栄養学を、こう辛辣《しんらつ》に批判しています。

「その栄養学は、科学的、医学的、統計的な検証をいっさい、へていない。それは、しいていうなら、彼の空想の産物である」

一人の狂った学者の空想（妄想）の産物が、その後、世界の栄養学教科書の中枢にすえられたのです。

そこ知れぬ人類〝洗脳〟の悪意が、はたらいたとしか、考えられません。

■牛乳は大量に飲めば飲むほどガンになる

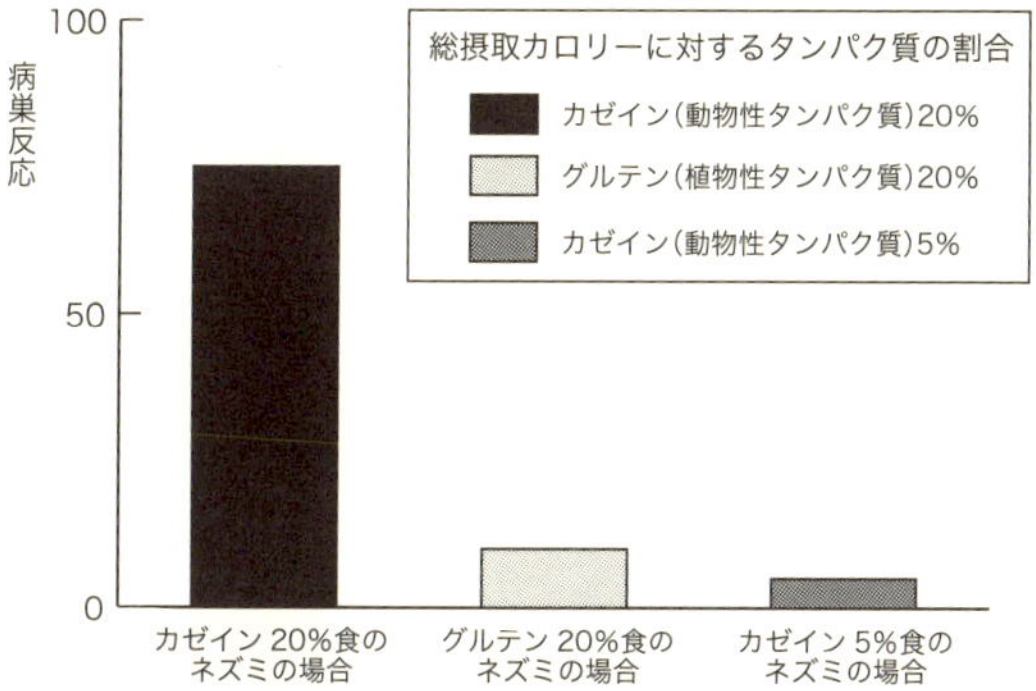

グラフ 29　タンパク質の種類と病巣反応
出典：『葬られた「第二のマクガバン報告」』

●動物たんぱく発ガン証明

さて――。キャンベル博士は、フォイトが優等と賛美した動物たんぱく（カゼイン）と、劣等と切り捨てた植物たんぱく（グルテン）を、比較実験しています。

グラフ29は、実験動物のネズミに三種類のたんぱく質を与えて、ガン病巣の成長を観察したものです。

ヨコ軸左から「カゼイン二〇％」「グルテン二〇％」「カゼイン五％」。

おどろくべきは「カゼイン二〇％」群のガン成長のすさまじさ。病巣反応（発ガン指数）は約七五です。これにたいして「グルテン二〇％」は、その八分の一です。

「植物たんぱく質（グルテン）では、その摂取量がカロリーの二〇％でも、動物たんぱく質（カゼイン）二〇％食のように、ガンの増資を促進することは、ほとんどなかった」（キャンベル博士）

30 アメリカvs中国

アメリカでは多過ぎる動物たんぱくが、心臓マヒ一七倍、乳ガン五倍の最大元凶だ！

●飽食米国人のあわれな末路

アメリカ男性の心臓マヒ死亡率が中国男性の一七倍と知ったとき、息がとまるほどおどろいた。さらに、アメリカ女性の乳ガン死が、やはり中国女性の五倍と知り、アメリカ国民が、ほんとうに気の毒になった。

アメリカの善男善女たちは、まさか、自分たちの日ごろの食生活で、中国人の一七倍もハートアタックで〝殺されている〟なんて、ユメにも思わないはず。

豊満なバストを誇るグラマーなアメリカ女性も、まさか、中国女性の五倍も乳ガンで死んでいるなんて、気づきもしない。なぜなら、この衝撃事実を公表したのは、『チャイナ・スタディ』著者キャンベル博士のみ。米大手マスコミも、真に国民の健康にかかわる情報は、いっさい流さない。だから、アメリカ国民は〝安心して〟肉をほおばり、みごとな肥満体になって、優雅な（？）人生を送っている。その先に、中国人の一七倍の心臓マヒ、五倍の乳ガン死が待っているなんて、ツユも思わない。

●動物たんぱく七分の一

アメリカvs中国……これら悲惨な大差がついた原因の一つに、キャンベル博士は、両国の動物たんぱくと植物たんぱくの対称的な比率をあげている（グラフ30）。

アメリカ国民は、たんぱく質の全量の約七〇%を動物たんぱくが占めている。

これにたいして、中国農村部の住民の動物たんぱくは、約一〇%とおどろくほど少ない。

それは、アメリカ人のたった七分の一！　残り九割のたんぱく質は植物たんぱくが占めている。

■中国の7倍の動物たんぱくが悲劇を生む

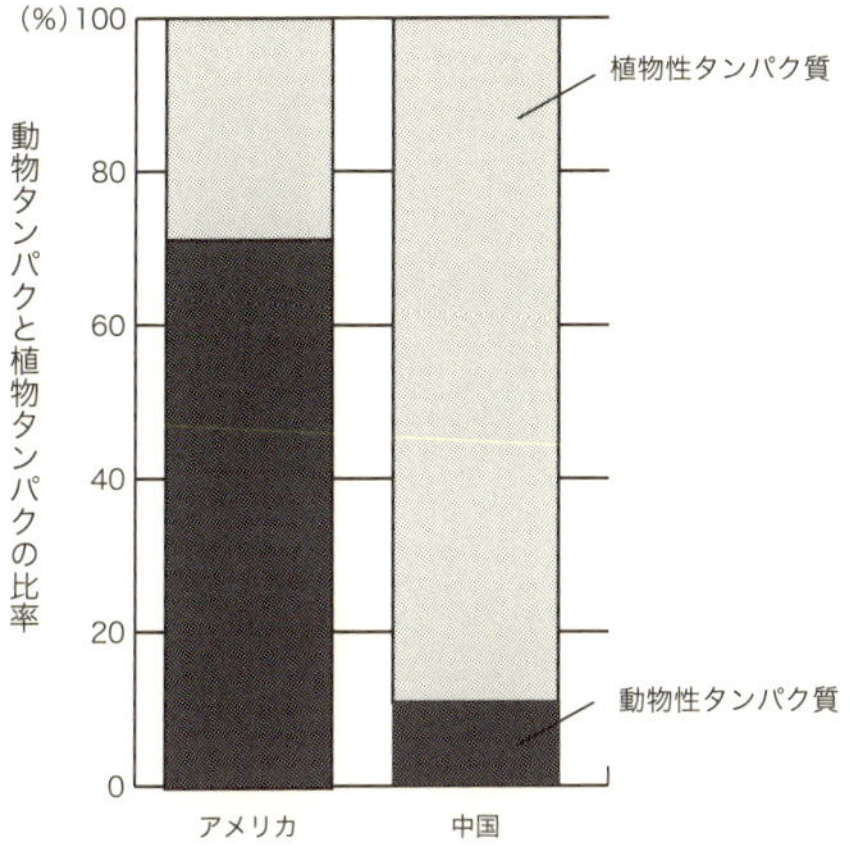

グラフ30　アメリカと中国農村部のタンパク質摂取の内訳

出典：『葬られた「第二のマクガバン報告」』

これまでの栄養学から見れば、中国国民の栄養状態はじつに貧しく、気の毒なレベルとみなされるだろう。

ところが、キャンベル博士は「こちらこそが理想的バランス」と断言する。

これは、アメリカ人vs日本人にも、いえる。若いころ、わたしもアメリカ型の〝豊かな食生活〟にあこがれた。しかし、いまなら断言できる。

それは、世界最悪の〝愚かな食生活〟だったのです。

第4章

糖尿病の原因は「肉」って、ほんと？

――肉好きは四倍死ぬ、糖質より肉食制限

「糖尿病は、治りません！」
エライ先生は、いいます。
一人の患者も治してない！
それを、〝自慢〟しているのです。
そんな、お医者さんに
あなたは
かかる気になりますか？

31 食べすぎ

万病の原因は〝体毒〟です
それは、過食と苦悩から生じます

●万病の原因〝体毒〟

「病気の原因は、なんですか？」

西洋医学のお医者さんは、首をひねります。

「それは、永遠のナゾだなあ」

東洋医学のお医者さんは、にっこり言います。

「それは、〝体毒〟じゃな」

ピンポーン！　こちらが正しい。

現代医学のエライ先生たちは、病気の原因ひとつ、判っていない。原因がわからなければ、治せるはずはありません。そんな病院に、あなたは通っているのです。

●一人も治してない

糖尿病の専門医は、さらにヒドイ。

「糖尿病は、治らないんです！」。患者に面と向かって断言します。

このセンセイは一人の患者も治したことがない。それを、胸をはって自慢しているのです。

あなたは家を一軒も建てたことのない大工さんに、たのむ気になりますか?

その場で、席をけって帰るべきなのです。なのに、おずおず、たずねてしまう。

「では、先生、どうしたらいいでしょう?」

「ま、いいクスリがありますから、気長にやることですナ」

「いつまで、飲めばいいんですか?」

「ま、一生つづけることですナ」

こうして、あなたは病院と製薬会社のエモノとなったのです。

■5つの原因が"体毒"になりひきがねに

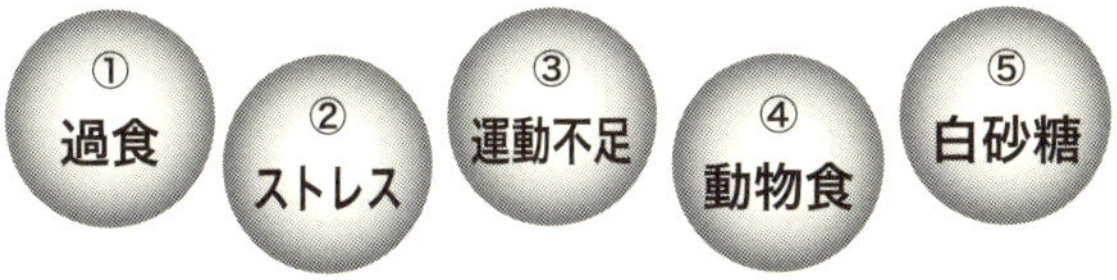

図31　医者が知らない(教えてくれない)糖尿病の5大原因

●食べなきゃ治る!

糖尿病の原因は五つあります。
①食べすぎ、②悩みすぎ、③運動不足、④動物食、⑤白砂糖です(図31)。
これらはすべて、体内に〝体毒〟としてたまります。排泄しきれないため、尿から糖のかたちで排出しているのです。最大原因は①食べすぎです。

だから、食べなきゃ、いやでも治ります。

ところが、医者はこういうのです。

「毎日、三食しっかり食べてください」

しっかり食べたから病気になった患者に、こう命じる。

まさに、狂っています。

32 死ぬまで……

注射、クスリを「死ぬまで続けることですね」と医者は、平然といいます

●インスリン依存に

「糖尿病は治らない」と断言する医者のホンネは、「死ぬまで治さない」。

「いいクスリがあります」は、「死ぬまでクスリ漬けでかせぐ」ということです。

それは、インスリン注射と血糖降下剤です。

副作用が、ソラ恐ろしい。インスリンとは、ほんらい、すい臓から分泌されるホルモンです。

組織のブドウ糖消費を促進する作用があります。

それを、外部から毎日注射しろ、と医者はいいます。すると、恐ろしいことがおこります。

すい臓のインスリン分泌機能が衰えていく。「廃用性萎縮《はいようせいいしゅく》」という生理現象です。

臓器も使わなければ衰えるのです。

こうして患者は「インスリン依存症」になり、糖尿病は、さらに重症化していきます。

最後には、すい臓の分泌細胞が完全に消滅します。

つまり、インスリンなしでは生きられない体になってしまうのです。

■頭痛、ムカつく、血糖降下剤で低血糖症

食後ひどく疲れて眠くなる	60	集中力がない	30
不愉快でユウウツな気持	60	しびれ感がある	29
不眠	50	決断力の欠如	26
怒りっぽくなる	45	手足が冷える	26
いつも頭痛がする	45	足がひきつる	23
いつもめまいがする	42	関節痛	23
イライラする	41	反社会的行動に走る	22
手のふるえ	38	肥満	19
動悸	37	おなかにガスがたまる	10
筋肉痛や肩こり	31	自殺志向	10
手がふるえて字が書けない	32		（単位％）

表32　低血糖症でこんな症状に襲われる

エローラ博士（国際生物医学会会長）による
出典：『いまの食生活では早死にする』

●血糖降下剤も怖い

さらに、医者は血糖降下剤を強制します。その副作用は「酸血症」（アシドーシス）。これは、血液が酸性になり、急死することもあります。「低血糖症」。血糖値が下がり、イライラ、暴力衝動、異常行動など。その他、「悪心」（気分が悪い）、「おう吐」「腹痛」「下痢」「倦怠感」「筋肉痛」「過呼吸」「顔面蒼白」「頻脈」「発汗」「ふるえ」「複視」（ものが二重に見える）「頭痛」「けいれん」「昏睡」……。

低血糖症になると、血糖値を上げるためアドレナリンが分泌されます。

これは別名〝攻撃のホルモン〟。衝動的な暴力や犯罪、自殺などの引き金になります（表32）。

「病院からもらったクスリで、あなた自身が犯罪や自殺に走ったりすることもありうるのです。それでも、そんなクスリを『死ぬまで』飲み続けるつもりですか？」（拙著『食べなきゃ治る糖尿病』三五館）

33 スゴイ! 一日一食

食べすぎたから糖尿病になったのです
食べなければ、治ります

●断食は万病を治す

糖尿病を治すベストの方法は、ファスティングです。

つまり、断食、少食を実践する。

古代ヨガの教えにあります。

「断食は、万病を治す妙法である」

万病は〝体毒〟から生じます。断食は、その〝体毒〟を体外に排毒します。残った体は、クリーンに浄化されています。もう、病気になりようがない。こうして、万病は治るのです。治癒は、次の三ステップをたどります。


――①自己浄化→②病巣融解→③組織新生――

●若く、きれいに!

写真33は、ファスティングで糖尿病を完治させた症例です。

松本貴子さん（主婦、四四歳）は、一時、血糖値が五〇〇を超え、医者から「死んでしまう」と警告され、ファスティングを決意したのです。

医者のいうとおり血糖降下剤を飲み続けていたが、保育園のママ友が、ファスティングで見違えるほど若く、きれいになっていたのにびっくり。自分もやってみようと思った。
インストラクターの指導を受け、一八キロの減量に成功。血糖値、尿糖も正常になり、完治した。まるで、別人のように若々しくきれいになり、まわりもおどろいています。

●視力も二・〇に

岡田正文さん（六二歳）も、一日一食のファスティングで糖尿病を完治させた。

一五年来、糖尿病で悩みつづけてきた。医者は「糖尿病は治らない」と宣告。降下剤とインスリン注射を命じられた。朝昼晩、注射を欠かさなかった。しかし、治らない。

悩んでいたとき拙著『3日食べなきゃ7割治る』（三五館）を見つけ、これだ！

少食を実践したら七三キロの体重から二〇キロ減らせた。そして、糖尿病も完治！

「体も軽い。かすんでいた視力も、今は二・〇！　マサイ族なみ」とニッコリ笑う。

■見よ！この変身。ファスティングの驚異

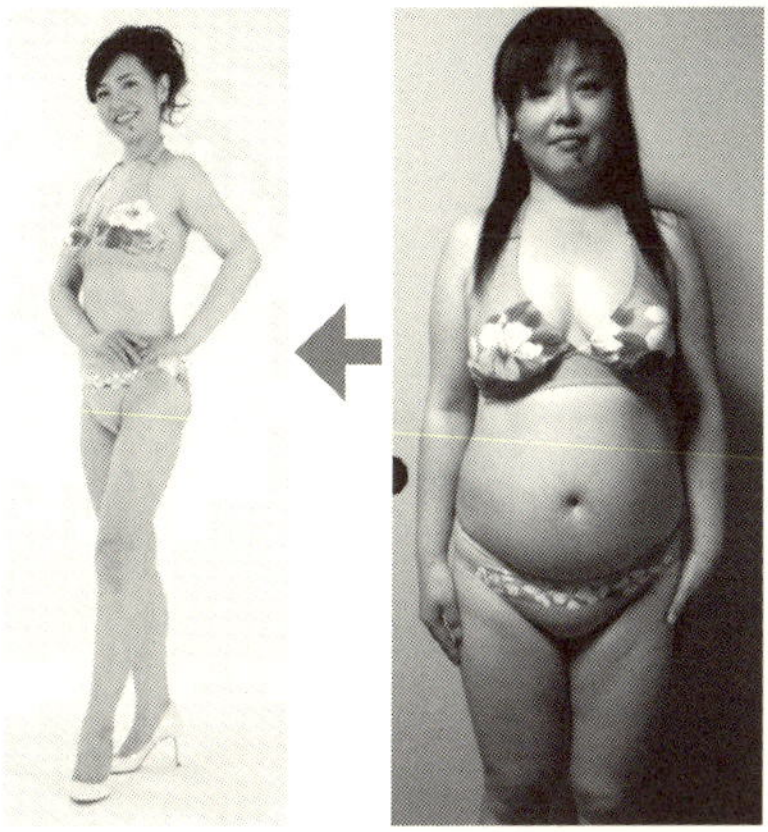

写真33

34 文明の悲劇

豊かな欧米先進国の子どもの糖尿病は、
後進国の四〇～五〇倍です

●子どもの糖尿病

糖尿病は、重症を1型、軽症を2型に分類しています。グラフ34は、国別に「小児1型糖尿病」の発症率を比較したものです（人口一〇万人あたり）。

発症率は、先進国でケタはずれに多く、後進国ではゼロに近い。

ワースト一位はフィンランドで五七・六人、二位のスウェーデンは四三・二人、三位のノルウェーは三二・八人……これにたいして、パプアニューギニアはゼロ人……。ベネズエラ、エチオピア、ドミニカ共和国、パキスタンなども、ほとんどゼロです。

アジア、アフリカ、南米の低開発国は、小児白血病の発症率がきわめて少ないのです。

その理由は、あきらかです。富裕国の肉食、牛乳、乳製品、菓子類などの美食、飽食のツケが、子どもたちに現れているのです。すなわち、先進国の食事は、根底から誤っていた。

これら小児糖尿病多発の最大原因としてあげられているのが、粉ミルク育児です。

「チリで一卵性双生児の研究があります。三か月間、母乳育児と粉ミルク育児で育て、比較したら、粉ミルクの赤ちゃんが1型糖尿病になる危険度は、一三・一倍も高かったのです」（『チャイナ・スタディ』）

■"先進国"の小児糖尿病は数十倍の悲劇

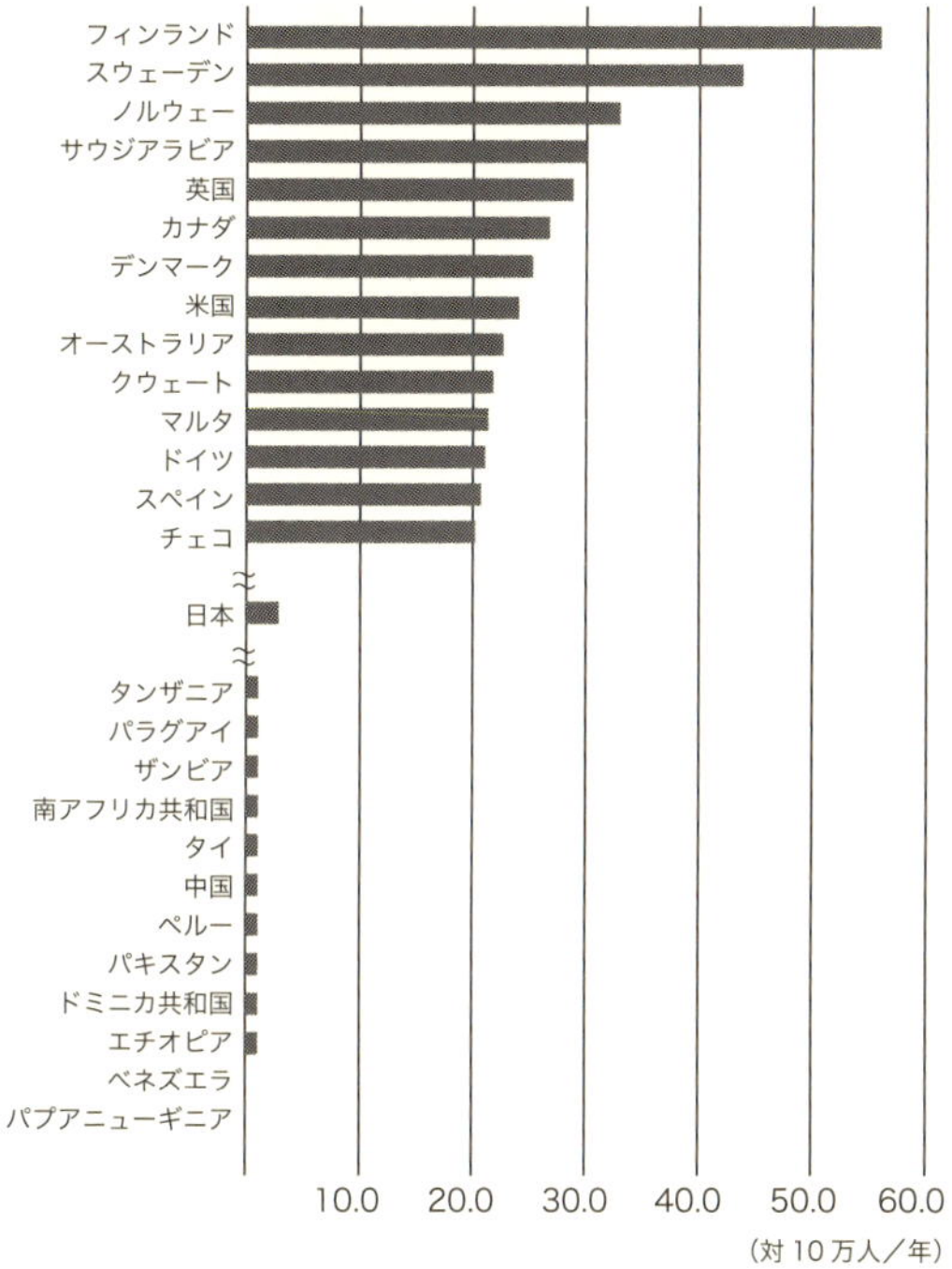

グラフ34　世界各国・各地域における15歳未満の1型糖尿病推定発症率

出典：IDF DIABETES ATLAS Sixth edition, 2013

●〝五高食〟が元凶だ

キャンベル博士は、「小児1型糖尿病の元凶は、粉ミルク育児」と断定する。「母乳の代わりに粉ミルクを飲まされると、牛乳たんぱく（カゼイン）断片が小腸から血中に吸収される。それはインスリン分泌するすい臓細胞とまったく同じに見える。すると、乳児の免疫システムは、『異物』として認識し、破壊しようとする。こうして、赤ちゃんの免疫力は、粉ミルク断片とすい臓細胞を同時に攻撃してしまう」

加えて、文明国の「高カロリー」「高たんぱく」「高脂肪」「高精白」「高砂糖」の〝五高食〟が、小児1型糖尿病に拍車をかけているのも、まちがいないでしょう。

35 三・八倍死ぬ

ほぼ毎日、肉を食べると
ベジタリアンの約四倍も糖尿病で死ぬのです

●村田英雄の壮絶死

「こんな、鳥のエサが食えるか！　肉もって来い」

大物歌手は、サラダの皿を投げ捨てた。その名は村田英雄。大ヒット曲『王将』で知られる昭和演歌の重鎮。彼の肉好きは、伝説になるほど有名です。

そして、野菜はほとんど口にしなかった。その彼をおそったのが重度の糖尿病です。糖尿病の末路は、哀れです。末梢血行不良で、それこそ万病に冒されるからです。まず、失明する。さらに脳梗塞、心筋梗塞……と、あいついで発症し、足や手が腐る壊疽《えそ》に見舞われる。最後は、ガンか心臓病で息をひきとる。

昭和の大歌手も、心筋梗塞、心不全、心臓バイパス手術、白内障手術、失明、動脈硬化で右足切断、低血糖症で重体、網膜症で手術、壊疽で左足切断……と満身創痍《まんしんそうい》、やせ衰え息をひきとったのです。享年七三歳。

●肉ばなれで半減

村田英雄は、ほとんど毎日、肉食だった。野菜は、彼にとっては鳥のエサ。そんなひとの糖

■毎日食べる肉好きは、４倍糖尿病で死ぬ

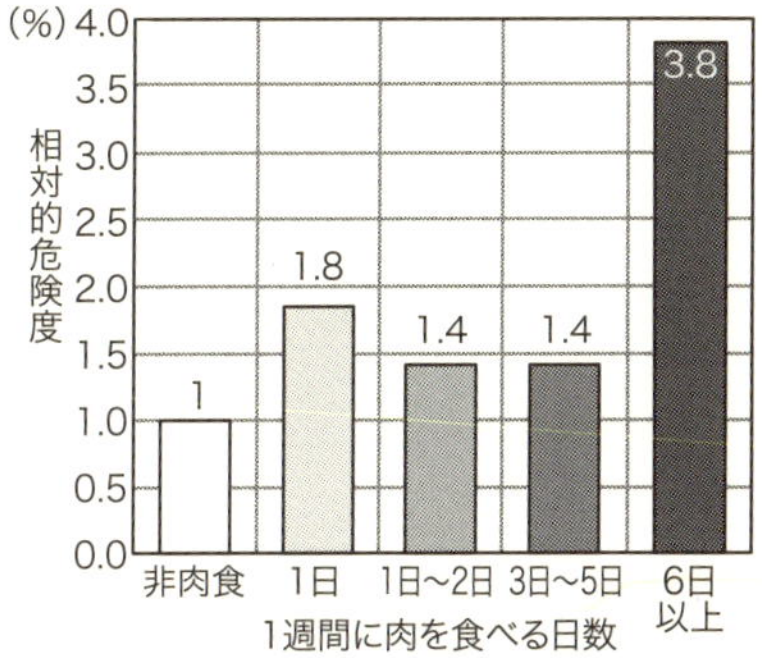

グラフ 35　糖尿病による死亡と肉食頻度の関係

出典：『新版　ぼくが肉を食べないわけ』

尿病死亡率は、「肉を食べない人」の三・八倍にはね上がります（グラフ35）。

「肉を食べない」と、それだけで糖尿病リスクは四五％も激減します（ミネソタ大報告）。

肉食が糖尿病死をまねく理由を、英国の菜食リーダー、ピーター・コックス氏は解説する。

「肉は、動物性脂肪（飽和脂肪）の供給源です。それは血中脂肪濃度を高め糖尿病を悪化させます。肉食による過度のたんぱく摂取も糖尿病を加速します」

これまで、高たんぱく食は心臓病や発ガンリスクを高めると、指摘してきました。

同じように、高たんぱくは、糖尿病リスクも高めるのです。

「ぎゃくに低たんぱく食は、糖尿病で発症する腎機能低下の症状を防ぎます」（同）

あなたには、豪放磊落《ごうほうらいらく》な演歌歌手の無知の悲劇をくりえしてほしくありません。

36 ドロドロ血液

肉を食べると赤血球が、くっついてドロドロの血になり、毛細血管を詰まらせる

●地球一周の毛細血管

肉食をすると糖尿病が悪化する。

メカニズムの一つが、赤血球の「連銭形成」（ルロー）と呼ばれる現象です（図36）。

まず、体内の血管の約九五％は毛細血管であることを、知っておくべきです。

これら末梢血管の総延長は、なんと地球を一周するほどです。この毛細血管による血流を、微小循環といいます。そして、毛細血管の直径は、五～一〇ミクロンときわめて細い。

それにたいして、赤血球の直径は、七～八ミクロン。毛細血管より太い。

そんな赤血球が、どうして末梢血管内を通過していけるのでしょう？

じつは、赤血球は平たいモチのように柔らかい。

みずからの体を二つに折りたたんで狭い血管の中をすり抜けるのです。

●過剰栄養で「連銭形成」

「ところが、肉食でたんぱく質や脂肪を過剰に摂取すると、赤血球が互いにくっついてしまう。これが『連銭形成』（ルロー）です。すると、血液はドロドロになり、狭い毛細血管を通

■肉食で赤血球はくっつきドロドロ血液に

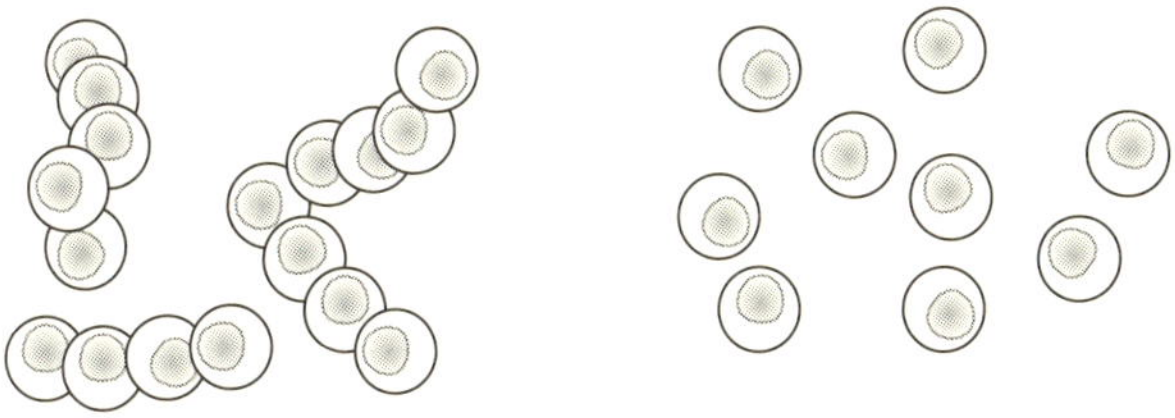

ルロー（連銭形成）がある血液

たんぱく質や脂肪を過剰に摂取していると、赤血球が連なってルローとなり、流れが悪くなって血行不良を起こす。

健康なサラサラの血液

1個ずつ独立した、きれいな丸い赤血球が血液中にある。この赤血球が全身に栄養や酵素、免疫物質をスムーズに運ぶ。

図36　サラサラ血液とドロドロ血液の違い

出典：『男性機能を高める本』

れず、詰まってしまう。これが、糖尿病の血行障害の正体です」（鶴見隆史医師）

つまり、肉食などの過剰栄養が赤血球同士をくっつけ、糖尿病の症状を悪化させるのです。

だから、糖尿病の治癒には、高栄養から低栄養にシフトすることです。

その極致が、ファスティングです。

高血糖などの過剰栄養が排泄され、くっついていた赤血球も分かれてサラサラの血液になります。すると、赤血球は全身に栄養や酸素、免疫物質をスムースに運ぶことができ、糖尿病は完治に向かいます。

さらに、砂糖や糖分をとりすぎると血中に砂糖結晶（シュガークリスタル）があらわれ、血行障害を起こします。便秘などで腸が汚れると、赤血球はコンペイトウのように変形します。これらも血行障害の原因となります。

37 ジェットコースター

むやみな糖質制限は危険です。制限すべきなのは、高GI食品なのです

●血糖値が急上昇

鶴見隆史医師（鶴見クリニック院長）に質問します。

――糖尿病の一番の原因はなんでしょう？

「かんたんにいえば高ＧＩ食です。だから糖質制限はまちがい」

――ＧＩとは「グリセミック・インデックス」の略ですね。ブドウ糖の血中吸収速度を一〇〇として、さまざまな食品を比較しています。ＧＩ値が高いほど、急激に血糖値が上昇する。つまり、高ＧＩ食ほど糖尿病リスクが増える。

「そうです。速く血糖が上がる。血糖が上がりっぱなしだと人間は死ぬ。その前にいろいろ症状が出る。それを防ぐために血糖値抑制ホルモン、インスリンが出る」

●高GI食で急降下

グラフ37は、異なったＧＩ値の食品と、血糖値の上昇を比較しています。米、パン、砂糖で、食後三〇分の血糖値をくらべると、高ＧＩ値の砂糖がいちばん上昇スピードが速い。それから、血糖値が右肩下がりです。これは、血糖抑制ホルモンもインスリン

がすい臓から分泌されたからです。

注目すべきは、高ＧＩの砂糖は、血糖値が急激に低下しています。それにたいして、低ＧＩ値のパン、米はゆるやかです。これは、極端にＧＩ値が高い食品ほど多量のインスリンが分泌され、血糖値が急激に抑制されることをしめしています。

血糖値は一気に下がるため、低血糖状態になります。すると、脳の食欲中枢が刺激され、「食べなさい」という指令が来る。いわゆる飢餓感です。

■精白された糖質ほど血糖値がはね上がる

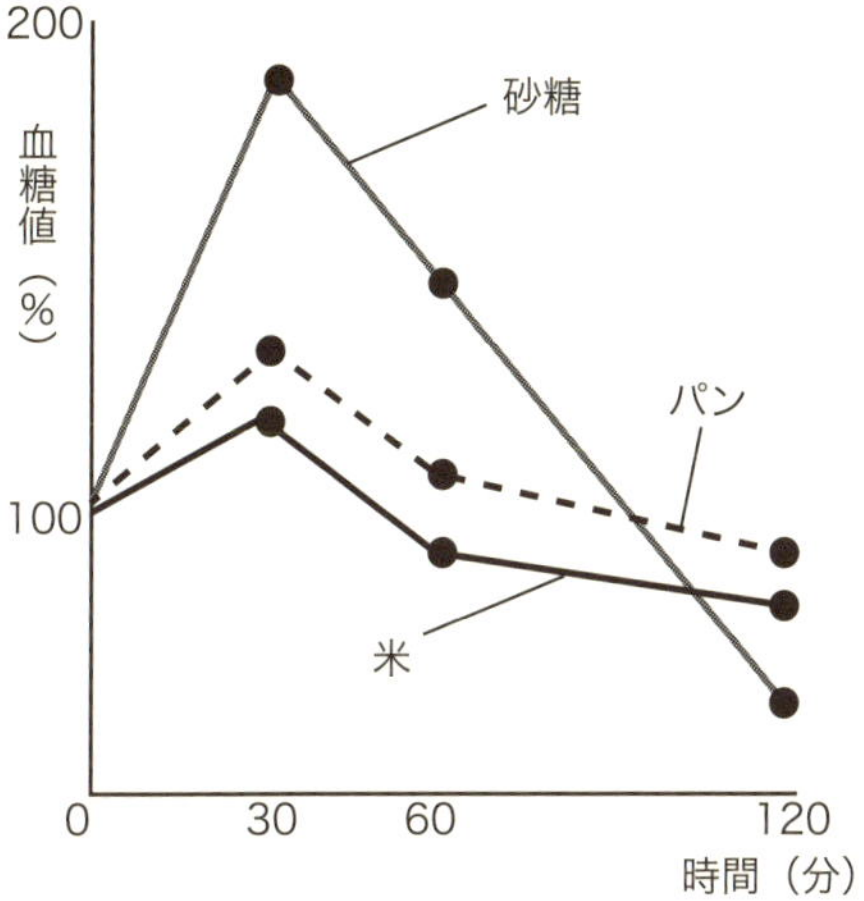

グラフ 37　砂糖を食べると血糖値はジェットコースターになる

●慢性の低血糖症に

体がもっとも欲するのは、甘いものです。そのほうが血糖値を急上昇させるからです。すると、また血糖値は急上昇し、それを、多量のインスリンで抑制し……。このくりかえしが、血糖値のジェットコースターです。

この上下動をくりかえすうちに、すい臓からインスリンが出っ放しになってしまいます。すると、血糖値は低血糖レベルに押さえられたままになるのです。これが慢性の低血糖症です。

38 「糖質制限」

やってはいけない！ 推奨した評論家も急死――寿命は二、三割も短命化します

●肉食推進の〝裏技〟？

糖質制限が一時、大ブームになりました。ダイエットや糖尿病に効果がある、というふれこみです。糖質つまり炭水化物を、まったくとらない食事法です。

しかし、これはじつに危険です。三大栄養素「炭水化物」「たんぱく質」「脂質」のうち、「炭水化物」を食卓から完全追放しろ、という。

そして、「栄養は、たんぱく質とアブラからとればよい」とは！　まさに、荒っぽい健康法です。しかし、推奨していた評論家が急死……ようやくブームも下火になっています。

「遠回しに肉を食べさせようとする仕かけだね」。苦笑まじりに謎ときをするのは森下敬一博士（国際自然医学会会長）。「肉を食え！」といえば、あまりにロコツ。そこで「糖質制限」という健康法に偽装したわけです。炭水化物をとらなければ、「たんぱく質」「脂肪」しかない。

●二、三割早死にする

糖質制限の指導本は「お肉はドンドン食べなさい」と書いている。

食肉業界の〝陰謀〟は、バレバレなのです。

「糖質制限すると寿命が二、三割縮みます！」と警告するのは、杏林《きょうりん》予防医学研究所の山田豊文所長。「高糖質群と低糖質群を二〇～二六年間、追跡調査した結果、死亡リスクは低糖質群のほうが二～三割も高かったのです」（山田氏）

●炭水化物はとれ！

すすめるひとは糖質制限の理由を「糖尿病原因は糖質（炭水化物）だから」という。これは完全なまちがい。グラフ38が証拠です。

右端日本が典型です。炭水化物を最も多くとっている日本が、いちばん糖尿病死亡率が低いのです。

ぎゃくに炭水化物が少なく脂肪の多いアメリカは糖尿病死が最悪なのです（左側）。

この事実も、糖尿病の真犯人は糖質ではなく、肉、脂肪であることを証明しています。

■炭水化物を多くとるほど糖尿病は少ない

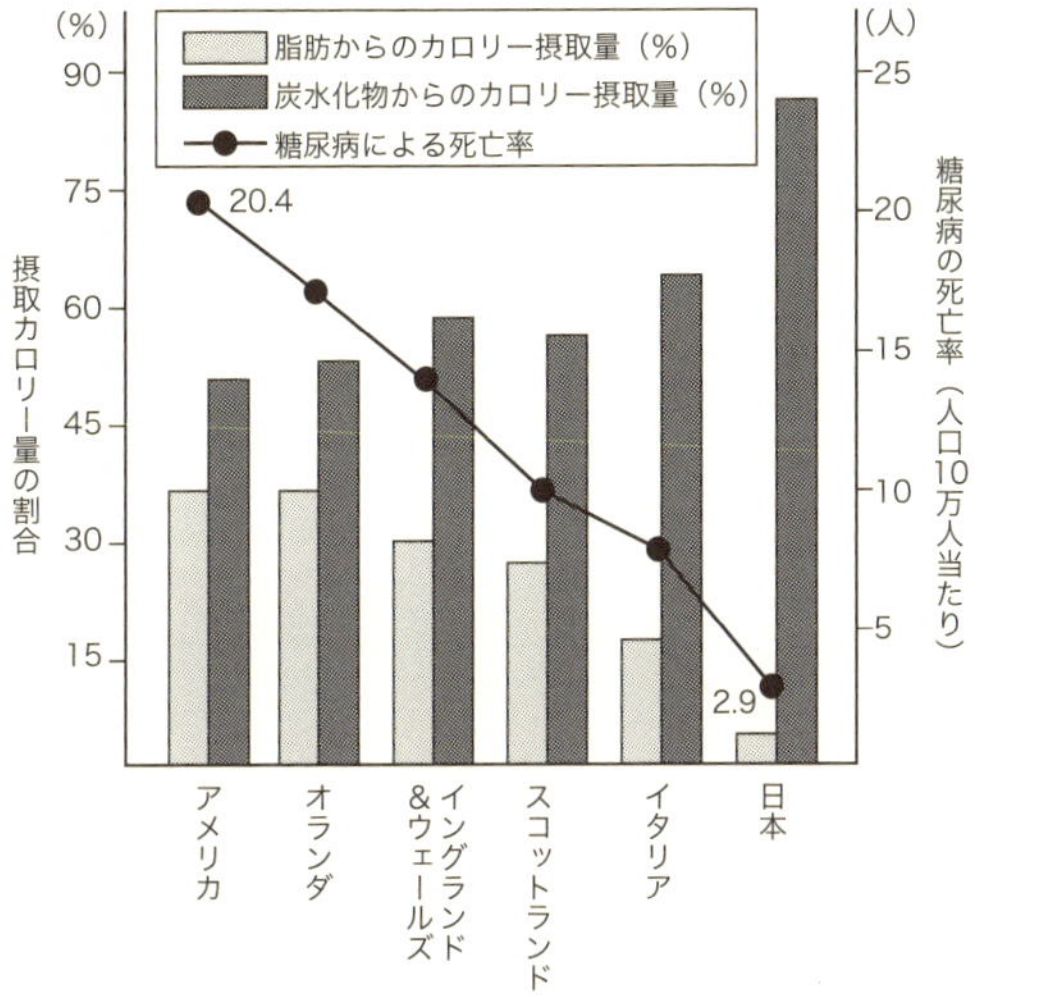

グラフ38　食習慣と糖尿病死亡率の関係（1925年頃の数値）

出典：『葬られた「第二のマクガバン報告」』

39 五〇%へる

食事改善だけで、糖尿病五〇%、ガン二〇%、心臓病二五%へらせる

●マクガバン報告の希望

「先進諸国の食事は、あまりに不自然でヒドイものになっていた」

これは、一九七七年に発表された米上院栄養問題特別委員会の報告書の嘆きです。

この調査報告は、ときのマクガバン上院議員の呼びかけで実施されました。それで、別名「マクガバン報告」（M報告）と呼ばれます。報告書は、五〇〇〇ページに上り、その中身は、欧米型の食生活がいかに誤っていたか、後悔に満たされています。

「こんな食事が、先進国に多いガンも心臓病も糖尿病も生んでいた」「すぐに食事内容を改めなければならない」（同報告）

アメリカ人を不健康にしているのは、まさに肉食中心の飽食、美食の食生活だったのです。

「アメリカは、二〇世紀初頭の食事にもどれ！」。M報告は訴える。

具体的には高カロリー、高たんぱく、高脂肪、高精白、高砂糖から〝五低食〟への回帰です。

●日本の伝統食に習え

M委員会の指示は、具体的です（以下カロリー換算）。

■人類が到達した理想“伝統和食”に習え

ガン	患者60万人　死亡者32万人（68年） 発生も死亡も20%減
糖尿病及び血糖証疾患	390万人が糖尿病　3万5000人死亡（67年） 55歳以上の75%が糖分吸収機能の糖耐性に問題がある 50%減又は50%程度症状を改善できる
心臓病及び血管性の病気	100万人死亡（67年） 真性及びその疑いがあった者500万人以上（60～62年） 共に25%減

図39　食事の改善でこんなに病気が減る

「栄養調査の評価づけ」（71年米農務省栄養調査レポート）を基礎に算定
出典：『いまの食生活では早死にする』

①でんぷん：現在の四六%から五五～六〇%に増やす。

②脂肪：四〇%から三〇%にへらす。

③脂肪の種類：動物脂肪は一〇%、植物脂肪は二〇%と比率一：二にする。

④コレステロール：一日三〇〇ミリグラムにへらす。

⑤砂糖：四〇%へらす。全カロリーの一五%以内にする。

⑥塩：五〇～八五%へらす。一日三グラムに抑える。

――これら食事改善を行うと、「死亡率を心臓病二五%、ガン二〇%、糖尿病五〇%減らすことができる」（M委員会、図39）

同報告には希望もある。

「人類が到達した理想的な食事が存在する。それは日本の伝統食である。われわれは、それを見習うべきである」

40 空腹を楽しめ

腹八分で医者いらず、腹六分で老いを忘れる
腹四分で神に近づく（ヨガの教え）

●腹六分で二倍生きる

「食べる工夫ではなく、食べない工夫をしろ！」

二五歳のときに訪ねた三島ヨガ道場での沖正弘導師の言葉は今もありありと残っています。

さらに「空腹を楽しめ！」「本当の健康体は、腹がへるほど調子が出る」。

若いわたしには、まさに目からウロコの思いの教えでした。

さらに、先生は、こう諭《さと》しています。

「腹八分で医者いらず、腹六分で老いを忘れる。腹四分で神に近づく」「人は一生に食べる食事量は決まっている」。だから、大飯食らいは、はやく〝食いおさめ〟が来る。

ぎゃくに、食べる量を半分にすれば、二倍生きられる。

それは、一九三五年、米コーネル大学マッケイ教授によって実証されました。マウスのカロリーを六〇％にすると寿命が二倍にのびたのです。

●一日三食は〝洗脳〟だ

つまり、古代の叡智《えいち》であるヨガの教えを、近代医学が後追いで実証しているのです。

ドイツの諺《ことわざ》に、つぎのようなものがあります。「一日三食のうち二食は自分のため、一食は医者のため」。近代から現代にかけて、栄養学は三食を推奨しています。これはまさに、医療と食糧利権の陰謀と洗脳としか思えません。なぜなら、わたしは一日一食で、じつに健康で快適に過ごしているからです。六八歳なのに髪は黒々として老化も進みません。

もし、〝常識〟にしたがって一日三食にしていたら、もっと速く老けこんだでしょう。

■戦中食糧不足で長命、飽食で短命の皮肉

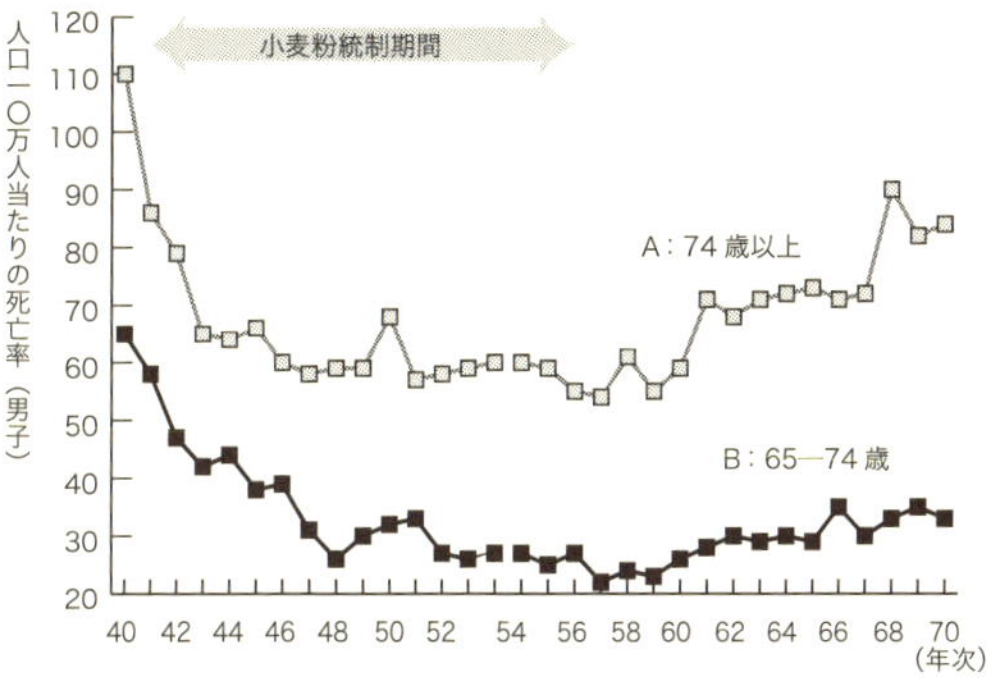

※54年にカーブが切れているのは統計のとり方に変更があったため。
※これらの死亡者は中年時に発病している。

グラフ40　イギリスの食糧事情と糖尿病の関係
出典：『いまの食生活では早死にする』

●食糧難で糖尿病激減

「食べないほど死なない」。これを証明する面白いデータがあります（グラフ40）。

第二次大戦前後、イギリスの糖尿病死亡率の変化です。食糧事情が逼迫《ひっぱく》していたため一九四〇年から「小麦粉統制」が敷《し》かれました。すると不思議なことに、同国の糖尿病死亡率が急減しているのです。そして、「統制」が解除され小麦粉が出回り始めると、また死亡率は上昇しています。

「大戦中のヨーロッパに糖尿病が少なかったのは、栄養が不足気味だったのがいい結果となったのだ」（『いまの食生活では早死にする』）

41 脂肪率は死亡率・・・

二倍肥満すると、脂肪リスクも二倍に
一日一食が、おすすめです

●地球は〝デブの惑星〟

ニューヨークでのおどろきです。地下鉄で、体重二〇〇キロ以上はあろうかという白人女性二人連れを目撃したのです。よくあの狭い改札口を通れたものです。知人にいうと「ニューヨーカーは、アメリカで一番スリムなのよ。地方に行ったらデブばっかりよ」と笑う。

アメリカだけの問題ではない。人類全体が猛烈にデブ化している。

世界一九五か国、過去二五年間の調査でも、二〇一五年時点で、子どもの一億人強、大人の約六億人が肥満体という。この人類の肥満化傾向は、右肩上がりで増えつづけています。

●子どもの肥満一〇倍

肥満はダイレクトに、さまざまな疾患を引き起こします。

心臓病、脳卒中、高血圧、糖尿病、腎臓病、ガン……など数えきれない。そして、肥満関連の死亡リスクのうち三分の二強が心血管疾患という。はやくいえば心筋梗塞、狭心症などです。

とくに心配なのは、「子どもの肥満が急増している」という現実です。「過去四〇年で、子どもも（五～一九歳）の肥満が一〇倍に増えている」（ＷＨＯ）

むしろ後進国の方が肥満リスクは高い。「低中所得の途上国で、肥満が急増している。低栄養で高カロリーな安価な食品にたよりがちな食生活が影響している」（同）

WHO研究者は「大変な危機だ、大胆な対策を打ち出さなければ、数年以内に事態はさらに悪化する」と警鐘を鳴らしています。

■"脂肪率"2倍で死亡率は2.5倍増！

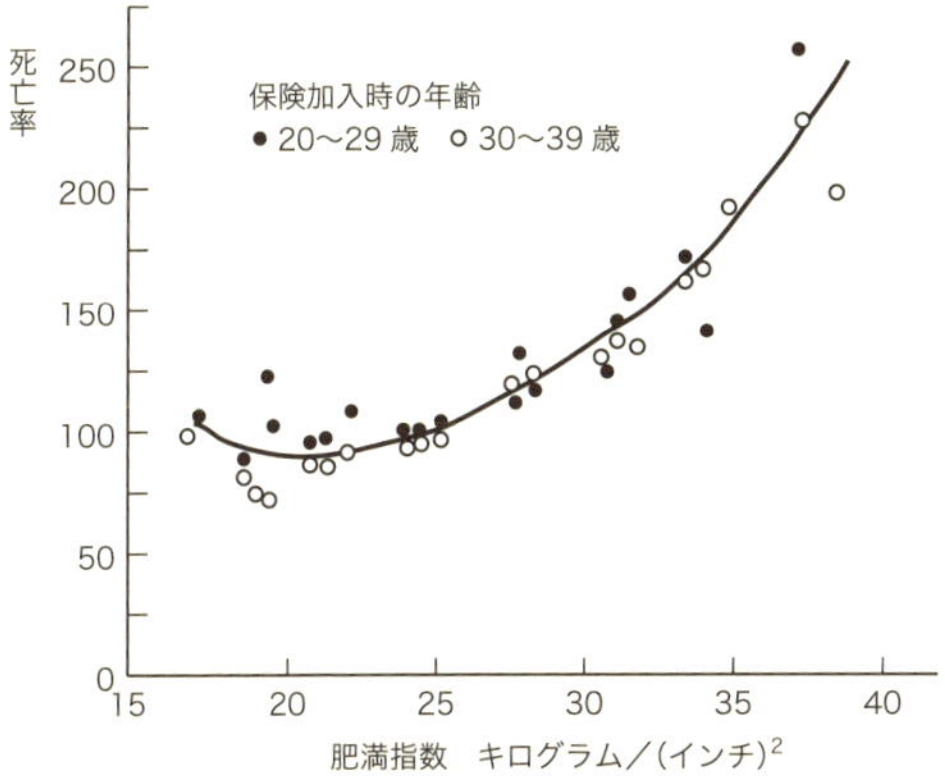

グラフ41　肥満度が増すほど、死亡率も高まっていく

出典：『いまの食生活では早死にする』

●買い食い、ながら食い

肥満度が増すほど死亡率も高まることが証明されています（図41）。

肥満度二倍で死亡率も二・五倍に急増しています。まさに、「脂肪率」は「死亡率」なのです。

肥満の大きな原因が買食いです。一九八〇年代、キャンディ、スナック、菓子パンなどの購入量が急増しています。すると肥満度（BMI）も、それと見事に比例して急増しています。

肥満の大きな原因が、テレビを見たりしながらの〝ながら食い〟です。一日一食など、キチンと自分のライフスタイルを決めることです。

第5章

〝牛乳神話〟崩壊…最悪の発ガン飲料

――大豆はベスト抗ガン食、豆乳にシフトしよう！

子どものころ、
牛乳は〝完全栄養〟だと
信じていました。
乏しいお金をはたいて
牛乳配達で
子どもに飲ませていた家もあったのです。
いったい、
騙《だま》していたのはだれなのですか？

42 ガン増殖

裕福な家庭の子ほど発ガンしている
牛乳がガンを爆発的に増やすのです

●多く飲むほどガンに

「動物たんぱくは、史上最悪の発ガン物質である」

『チャイナ・スタディ』の著者キャンベル博士の結論は、栄養学の常識を根底からくつがえしました。このとき実験に使われたのが、牛乳たんぱく（カゼイン）だったのです。

カゼインは牛乳たんぱくの八七％を構成する物質です。

博士は学生時代から、栄養学の教授になっても、自分が〝動物たんぱく信仰〟にとらわれていたことを、告白しています。その〝信仰〟が揺らいだのは、フィリピンでは「裕福な家庭の子ほど肝臓ガンになっている」という不可思議な現実でした。「彼らは、この国のだれよりも多くのたんぱく質をとっていた。おまけに、それも良質の動物たんぱく質だ。にもかかわらず、彼らこそ肝臓ガンになる子どもたちだった」（『葬られた「第二のマクガバン報告」（上）』）

●二〇％でガン激増

博士の心に「たんぱく質こそ、発ガン物質ではないか？」という疑問が芽生えた。

そこで、牛乳カゼインの、全カロリー中の割合を二〇％と五％にしたA、B二群のマウスを

■牛乳を多く飲むとガンは爆発的に増える

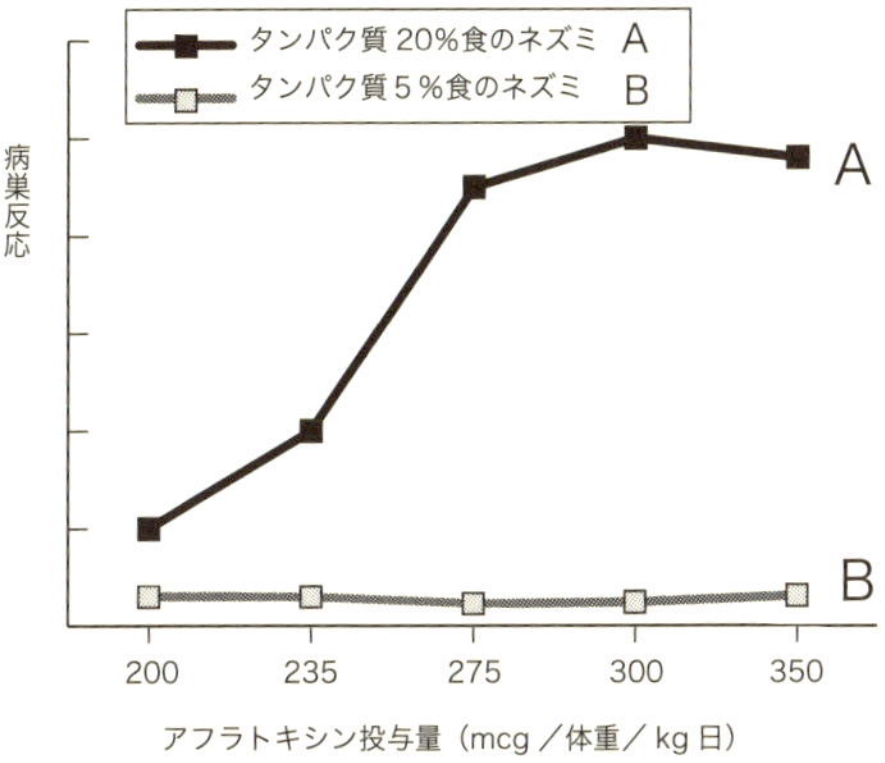

グラフ 42　アフラトキシン投与量と病巣反応の関係
出典：『葬られた「第二のマクガバン報告」』

準備した。これら二群に有名な発ガン物質アフラトキシンを投与する実験を行った。

カゼイン二〇%のA群は、一日当たりのアフラトキシン投与量（ヨコ軸）を増量するとガンは急速に増殖していった（タテ軸）。これにたいして五%のB群は、いくら発ガン物質アフラトキシンを増量しても、まったくガン病巣には変化がない。A群はどれも、みな肝臓ガンか、その前駆病変を起こした。しかし、B群は一匹としてそうはならなかった。

●発ガン物質は牛乳だ

「その数値は取るに足りないちがいではなかった。『二〇〇対〇』である」（キャンベル博士）。

さらに、エサを「高アフラトキシン＋低カゼイン」ではガンはほとんど変化なし。

「低アフラトキシン＋高カゼイン」では、約二〇倍にガンは劇的に増殖した。

博士は確信した。「ガン促進物質はアフラトキシンではなく牛乳だ！」「牛乳たんぱく質は、アフラトキシンら投与後のネズミに対し、きわめて強力なガン促進物質（プロモーター）となる」

43 ブレーキは？

富栄養でガン増殖、低栄養でガン衰退
ファスティング効果も証明された。

●少食こそガンのブレーキ

キャンベル博士は、カゼイン五％のＢ群は、いくら強力発ガン物質のアフラトキシンを増量しても、ガンはまったく変化しなかった事実に注目した。

「低たんぱくの食事は、強力な発ガン物質（アフラトキシン）のガン誘発効果を抑えることができる」

牛乳カゼインですら、五％という低量ならガン増殖にブレーキとなる。

「一九三〇～五〇年代に行われた多くの研究が、『食べ物の総摂取量あるいは総カロリーの減少は、腫瘍の成長を減少させる』ことを証明している」（キャンベル博士）

これはつまり、ファスティング（断食、少食）が、ガンに効果があることの証明です。

「『たんぱく質の少ない食事を長期間与えたネズミは、健康ではない』と、多くの研究者が決めこんでいた。ところが『低たんぱく食』のネズミは、ほかのネズミにくらべて、ずっと長生きしていたし、体をよく動かしていて、実に健康的だった」（同）

まさに、少食療法の素晴らしい効果です。

低たんぱくこそが、ほんらいの理想食なのですから……。

「そして一〇〇週目のときも、スリムな体つきで毛並みも健康的なものだった。その一方で、『高たんぱく食』のネズミは、全部死んでいた」（同）

■たんぱく栄養を多くとったネズミは全滅

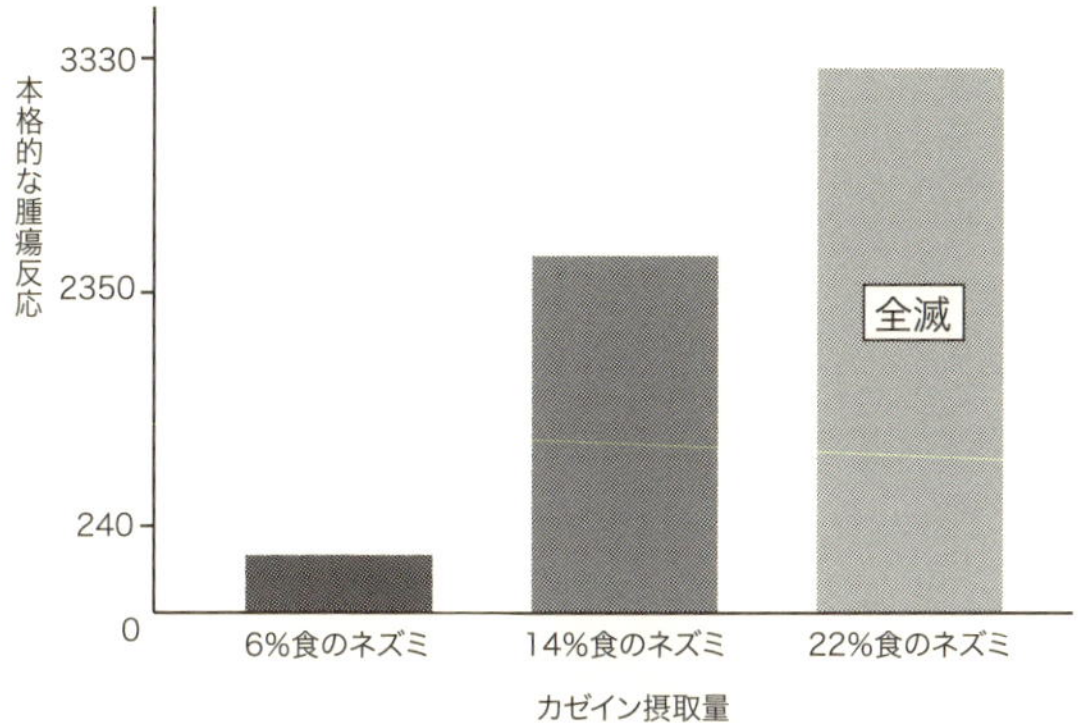

グラフ 43　100 週目の腫瘍の成長状況
出典：『葬られた「第二のマクガバン報告」』

●栄養しぼりガン縮小

さらに、実験で興味深い事実も判明した。

ネズミのエサを高たんぱくから低たんぱくに替えてみた。すると腫瘍成長が三五〜四〇％も激減した。

反対に、低たんぱくのエサを高たんぱくに替えると、腫瘍成長が再開した。これは、ガン患者の治療に、おおいなるヒントとなります。少食こそベストです。

「……栄養摂取による操作で、ガンの進行を『ＯＮ』にしたり『ＯＦＦ』にしたりすることが可能なのである」（キャンベル博士）

栄養をとるとガンは増大する。

栄養をしぼるとガンは縮小する。

しかし、ガン専門医は「栄養たっぷりとって、ガンをやっつけましょう！」と励ます。

おそるべき、あきれたかんちがいです。

44 牛乳と白血病

一日二本、牛乳を飲むと
白血病リスク、腫瘍、ポリープ発症も増大

●前立腺ガン二・五倍

牛乳は、アレルギー源だけでない。
小児白血病や糖尿病などの発症要因になっている、と指摘する論文が多数存在します。
「牛乳には、白血病ウィルスがあります。牛乳に白砂糖を加えると、白血病が圧倒的に多くなります。これは診療活動を通じて確認している事実です」（森下博士）
「一日牛乳六本以上（一・二リットル）飲むと、白血病になる確率が六四％増、一日コップ三杯以上で、前立腺ガンになる確率が二・五倍になります」（『正食』１９９８年10月号）

●白血病ウィルス感染？

牛乳や肉食で白血病になる原因に、白血病ウィルスの存在もあります。
「牧畜、屠畜、皮革業の人は白血病になる確率が高い」（ポーランドの研究）
「牧畜業者に白血病患者が多い」（ミネソタの研究）
これらは、家畜からのウィルス感染が疑われています。
さらに「獣医は白血病、ホジキンス病、リンパガンの死亡率がはるかに高い」という。

「ネブラスカの研究では、つねに牛と接触していたひとは、白血病で死ぬ危険率が二倍だった」（『新版・ぼくが肉を食べないわけ』前出）

「牛の白血病ウィルスが、培養しているひとの細胞内でも生存・増殖した」「リヨン地方で、白血病患者二〇〇件以上の調査で、白血病の子の父親が予想以上の確率で屠場などで働いていた。研究者は、白血病の原因は牛の白血病ウィルスとみている」（同）

■牛乳を飲む人ほど白血病、腫瘍が多発！

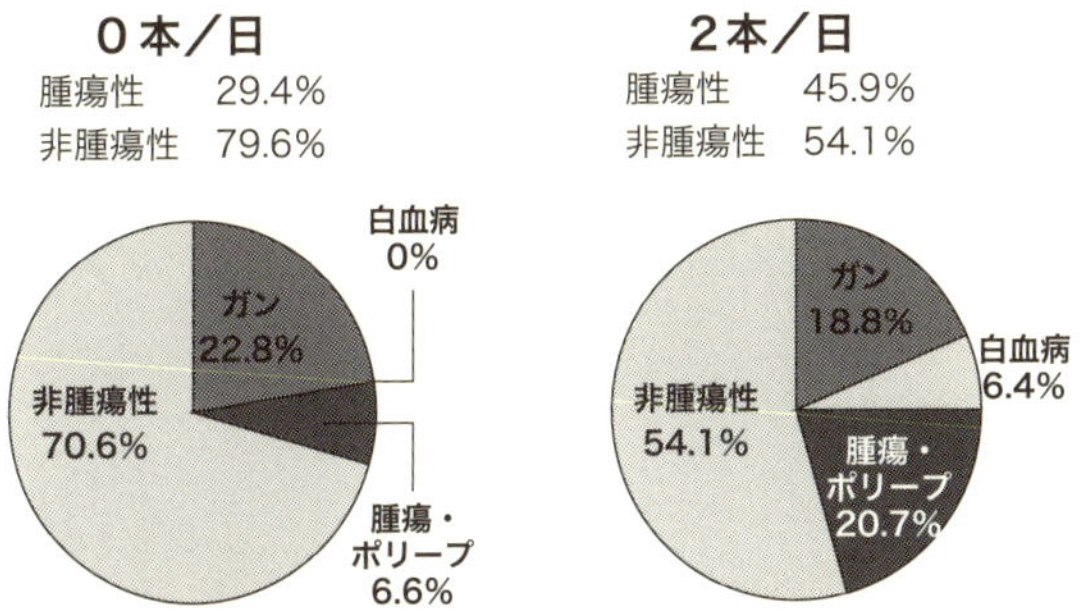

グラフ44　腫瘍性疾患とミルク飲用の関係

K.Morishita

●発ガン性は決定的

牛乳を飲むと、白血病や腫瘍、ポリープを増やす。

この事実を森下敬一博士（前出）は証明しています。

グラフ44左は、牛乳をまったく飲まない患者群です。腫瘍性症状は二九・四％。七〇・六％には、いっさい腫瘍はみられません。白血病もゼロ％です。

グラフ44右は、牛乳を一日二本飲む患者群です。こちらは白血病が六・四％発病しています。さらに腫瘍・ポリープに罹患した患者が三倍強の二〇・七％増。一日二本の牛乳飲用習慣が、白血病や腫瘍増加の原因となっているのです。牛乳の発ガン性などは、もはや決定的です。

45 ミルクと糖尿病

牛乳をゴクゴク飲む子ほど、重い糖尿病にかかっています

●子どもに飲ますな

牛乳はガン、白血病原因だけではありません。

テレビCMでは「ボクは牛乳大好き、元気な子！」と、ガブ飲みをすすめています。

しかし、子どもが牛乳を多く飲む国ほど、重症の小児1型糖尿病を多発させているのです。

図45のヨコ軸は、ゼロ歳から一四歳までの子どもの牛乳消費量です。

もっとも消費量の多いフィンランドは、子ども一人で年間約二三〇リットルも飲んでいます。

そして、同国では一〇万人あたり三〇人もの子どもが、重症糖尿病を発症しているのです。

図45は、子どもの牛乳摂取量（ヨコ軸）が増えるほど、1型糖尿病（タテ軸）が比例して増加する衝撃事実を証明しています。

粉ミルク育児で、やはり一三倍も1型糖尿病が激増しています（参照88ページ）。

発症メカニズムは同じでしょう。

●ドロドロ血液で悪化

牛乳が糖尿病の引き金になる根拠は、ほかにもあります。

■牛乳を多く飲む国ほど重症糖尿病は急増

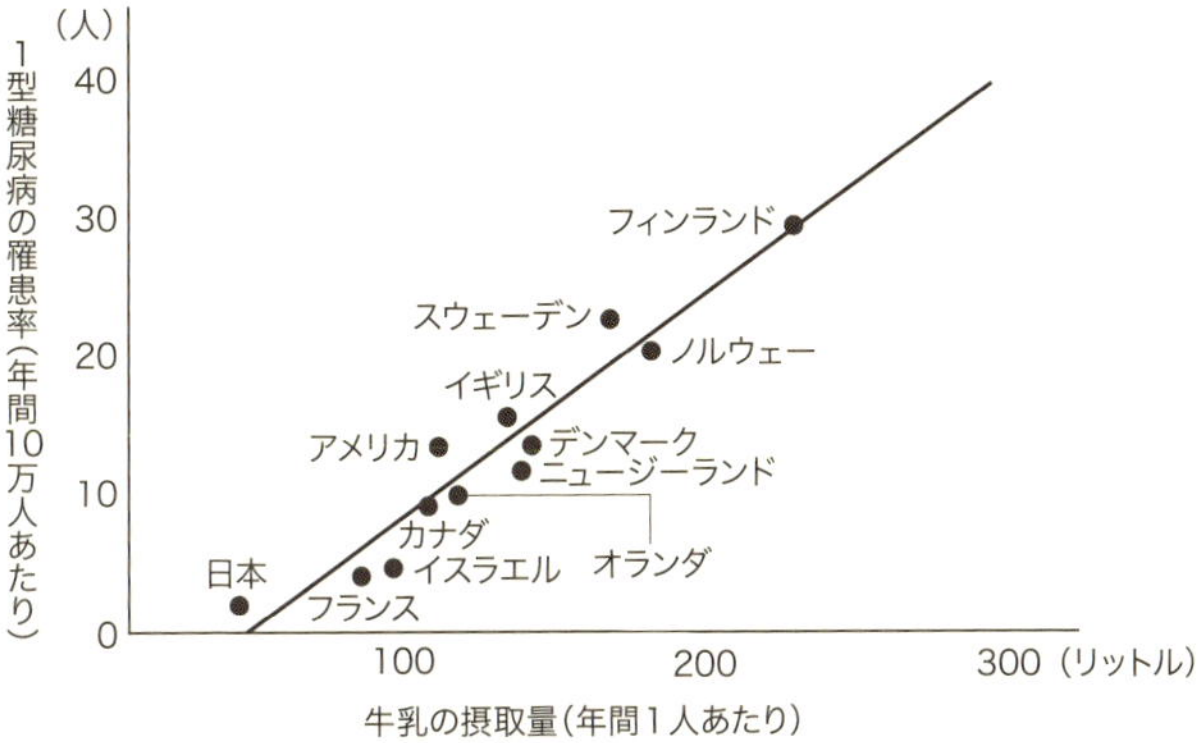

図45　牛乳の摂取量*と1型糖尿病罹患率
※0～14歳までの子供の摂取量

出典:『葬られた「第二のマクガバン報告」』

牛乳脂肪分の主体は飽和脂肪です。

これを、ガブ飲みで過剰にとると、赤血球の「連銭形成」(ルロー)が起こります(参照92ページ)。赤血球どうしがくっついて、ドロドロ血液になるのです。

すると、毛細血管につまって血行障害を起こし、糖尿病症状を加速するのです。

具体的には、血行不良によりガン、心筋梗塞、脳梗塞、網膜症、失明……などの元凶にもなります。

さらに、高脂血症や肥満なども牛乳が引き金になります。

やはり、豆乳にシフトするのが、いちばんかしこいのです。

46 骨粗しょう症

意外や意外……牛乳飲むほど、骨がポキポキもろくなる、とは……！

●飲むほどポッキリ

「牛乳は、カルシウムの宝庫」「飲むほど、骨は強くなる」

子どものころ、何度も聞かさました。これが、まったく、ま逆だったのです。

「牛乳飲むほど、骨はもろくなる」「牛乳消費の多い国ほど、骨折率が高い」

図46は、牛乳消費量が多い国ほど骨折（股関節）が多発している事実をしめします。

つまり、牛乳からカルシウムを多く摂取するほど骨折が増加する。

これはいったい、どういうことでしょう！　牛乳からカルシウムをとるほど骨折が増える？

これが、俗にいう〝ミルク・パラドックス〟。あなたは、頭をかきむしりたくなったはずです。

「世界でもっとも牛乳を飲むノルウェー人の骨折率は日本の七倍です」（真弓定夫医師）

●老人の骨折原因

図46を作成したのは、M・ヘッグミステット、ハーバード大元教授。彼は警告します。

「長期間の極端なカルシウム過剰摂取は、体内カルシウムのコントロール能力を低下させてしまう」

■骨折を防ぐつもりで飲む牛乳で骨を折る

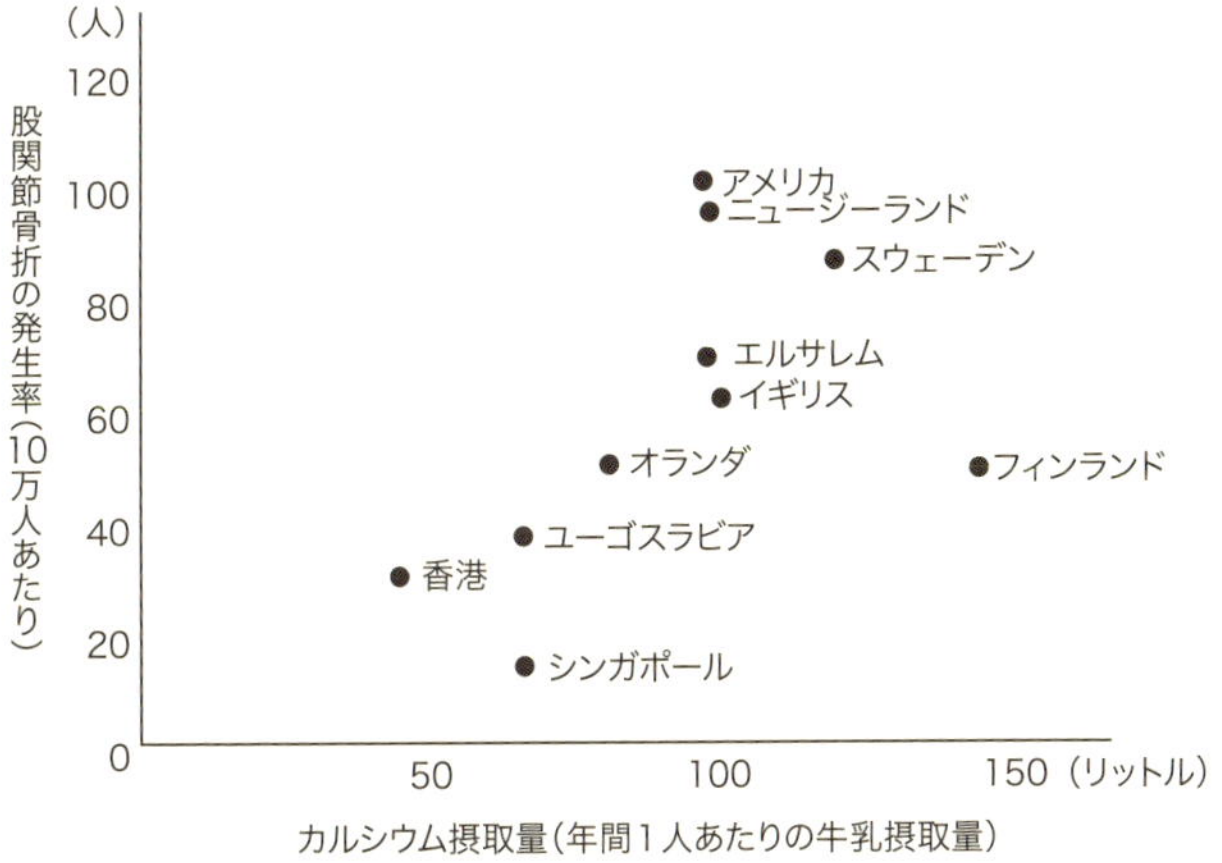

図46　カルシウム摂取量と股関節骨折の関係

出典：『葬られた「第二のマクガバン報告」』

その衝撃事実を証明するのが図46です。

アメリカ、ニュージランド、スウェーデンなど、牛乳の大量消費国ほど、おどろくほど股関節骨折を多発させている。それは最も少ないシンガポールの五倍以上です。

「股関節の骨折は、乳製品がよく普及していて、カルシウム摂取量が比較的多い集団で、より頻繁に起こっています」（同氏）

牛乳の過剰摂取は、ぎゃくに骨からのカルシウム脱落を加速します。

こうして、牛乳を飲むほど骨粗しょう症になり、骨はスカスカ、もろくなるのです。

日本でも近年、お年寄りが転んですぐに骨を折ります。

もしかしたら、毎日欠かさない牛乳のせいかもしれません。

47 チーズ大好き

チーズ一日一切れ以上で、
太腿骨骨折が四倍増とは！

●一切れで骨折は四倍に増える

あなたはチーズが好きですか？

チーズに目がない、という高齢者は要注意です。

表47は、一九九六年、高齢者の「太腿骨頸部骨折」患者を対象に、日本で行われた大規模な聞き取り調査の結果です。さまざまな生活習慣と太腿骨骨折との関連性をまとめたものです。

右端の「オッズ比」が一より大きいと、その割合で骨折リスクが高まることをしめしています。

ここでまず注目すべきは、「チーズを一日一切れ以上」で、太腿骨骨折が三・九九倍。つまり、チーズを食べない人より骨折リスクは四倍になるのです。

●牛乳の悪玉カルシウム

またヨーグルト一日一杯以上で「骨折リスク三・四六倍」もショックでしょう。

むろん、これは牛乳ヨーグルト。牛乳を一日二杯以上飲んでいるお年寄りも、二・一四倍も骨折しています。

■骨折老人たちは牛乳、チーズ、お肉好き

要因	オッズ比	要因	オッズ比
自力で入浴できない	2.09	糖尿病の既往症	1.98
2,3カ月の寝たきり	2.89	貧血の既往症	2.08
最近6カ月の不眠	2.44	肉類の食習慣	1.59
脳卒中の既往症	4.63	薬物治療を受けていない	0.38
コーヒーの多飲(1日3杯以上)	3.23	アルコールを適量飲む(1合未満)	0.61
ヨーグルトの食習慣(1日1杯以上)	3.46		
牛乳の飲用習慣(1日3杯以上)	2.14	魚をよく食べる(週3、4回)	0.60
チーズの食習慣(1日1切れ以上)	3.99	運動をよくする	0.46
自力で家事がこなせない(1日3杯以上)	1.54	日本茶をよく飲む(1日3杯以上)	0.59

表47　大腿骨頸部骨折のおもな危険要因別オッズ比

オッズ比が1より大きい場合は骨折のリスク増、1未満の場合はリスク減

これらはすべて、乳製品です。そして、カルシウムが豊富です。ぎゃくに「骨を強くして、骨折を防いでくれる」と信じてきたはずです。

これが、〝ミルク・パラドックス〟の悲喜劇です。その摂取したカルシウムは、骨からカルシウム脱落を加速し、骨をスカスカにします。

山田豊文氏（前出）は、それを〝悪玉カルシウム〟と呼んでいます。

●薬は飲まず運動する

「コーヒー一日三倍以上飲む人」は、三・二三倍も骨折しています。これは、意外でしょう。もしかしたら中に入れる砂糖の害かもしれません。

この一覧表には希望もあります。「薬物療法は受けない」（〇・三八）、「運動をよくする」（〇・四六）、「日本茶をよく飲む」（〇・五九）……と、骨折を減らすライフスタイルにも、ちゃんとふれています。

48 多発性硬化症

原因不明の難病といわれてきたが
なんと牛乳が発病原因でした

●最後は寝たきりに

「多発性硬化症」は、難病の一種です（厚労省、特定疾患指定）。

自己免疫疾患で、文字通り、身体が強張り、硬くなって動かなくなる病気です。

「患者も介護人も、生涯、大変な戦いとなります」（キャンベル博士）

しだいに歩けなくなり、目が見えなくなってくる。さらに急性発作をくりかえす。一〇～一五年後には、車椅子でしか移動できなくなる。そして、ベッドで寝たきりとなり最期を迎える。

アメリカ国内だけで、約四〇万人もの患者が存在する。病名を宣告されるのは、二〇代から四〇代の比較的若い世代。特徴は女性患者が男性の三倍も多いこと。日本でも増えつづけており、有病率は一〇万人あたり八～九人。推定患者数は、約一万二〇〇〇人（二〇〇六年度）。

●牛乳が原因の食源病？

確実に増えつづけていながら、「原因も治療法も不明」（専門家）とは……。キャンベル博士は「この病気は、神経システムが機能しなくなることで発症する」という。そして、興味深い指摘をする。「ここでも、『牛乳』が重要な役割を果たしている」。それが、図48です。

二四か国（二六集団）の「牛乳摂取量」と「多発性硬化症」罹患率の相関関係をしめしています。明らかに牛乳消費の多い国・集団ほど、罹患率が高くなっているのです。

●予防、治療は完全菜食にかぎる

研究者はこの相関関係について、「牛乳に含まれるウィルスの存在のためかもしれない」と考察する。

患者のウィルス抗体は、平均より多かった、という。

決定的な証拠はいまだ不明だが、牛乳などの食源病のうたがいが濃厚だ。

「多発性硬化症」死亡者の割合を調査すると、「〝悪い食事〟の患者」（飽和脂肪摂取量二〇グラム以上）が六三%に対して、「〝良い食事〟の患者」（同二〇グラム未満）は二〇%と三分の一以下だった（グラフ50）。

つまり、動物食を多くとっていた患者は、少ない患者より三倍以上も死亡していた。牛乳を飲むほど発症し、悪い食事をするほど死亡している。

予防法と治療法が見えてきた。治癒の方法は、完全菜食ヴィーガンになることです。

■牛乳を多く飲むほど多発性硬化症を発病

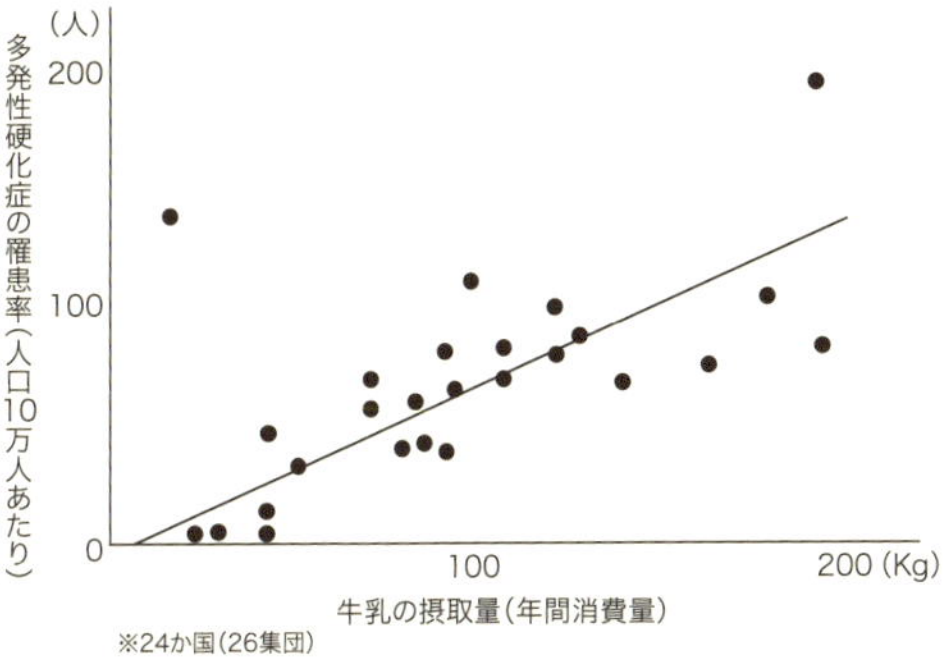

図 48　牛乳摂取と多発性硬化症の関係
出典：『葬られた「第二のマクガバン報告」』

49 おなかゴロゴロ

牛乳を飲むと、おなかがゴロゴロする
それが、ほんとうは正常なのですね

●消化酵素がない

わたしたちは哺乳類です。文字通り、母親の母乳で育ちます。

そして、乳歯が生えてくると、母乳を受け付けなくなります。

どうしてでしょう？　じつは、哺乳類は、生まれてから授乳のあいだ、体内にラクターゼ（乳糖分解酵素）が分泌されています。これは、母乳を消化する酵素なのです。

自然とはうまくできたもので、乳歯が生えてふつうの食事ができるようになると、ラクターゼの分泌が止まります。すると赤ん坊も、もう母乳を受け付けなくなる。これが、乳ばなれです。

さて――。日本人の九割くらいは、牛乳を飲むと、ゴロゴロしたり、おなかの調子が悪くなります。これも、あたりまえです。

赤ん坊の乳離れのときに、ラクターゼの分泌は止まっているのです。消化酵素がない。だから、消化できない。ゴロゴロしたり、下痢をするのも、とうぜんなのです。

●北欧人にラクターゼ

それでも北欧のひとびとは、牛乳や乳製品を、主食のように毎日、食べたり、飲んだりしていきます。彼らはこく物栽培も困難な過酷な土地で牧畜、酪農に活路を見出だして、生きてきたのです。だから、一〇〇〇年以上の生活を経て、大人になっても、体内にラクターゼを分泌する能力を遺伝的に獲得したのです。

北欧のひとびとは日本人とはぎゃくに九割くらいは乳糖分解酵素を体内にもっています。

だから、牛乳を飲んでも、チーズを食べても平気なのです（グラフ49）。

■牛乳がおなかに合わないアジア人

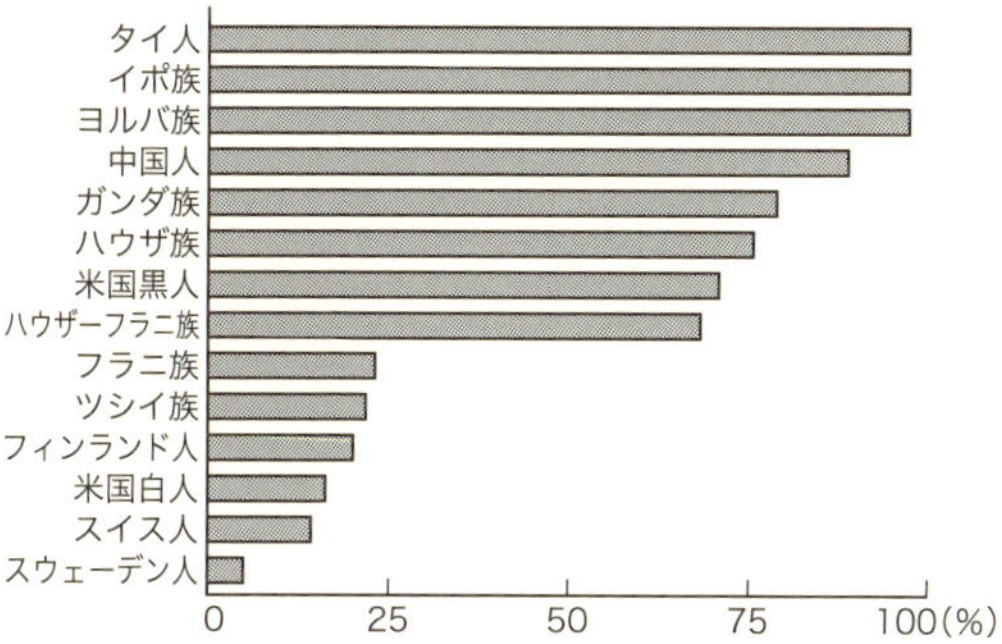

グラフ49　成人型一次性乳糖不耐症出現率の人種による差

ラクトースを消化できない人（Kretchemer,1972）

●粉ミルク育児の罪

日本の悲劇は、戦後、アメリカに粉ミルク育児を強要されたことです。そのさきがけとなった『スポック博士の育児書』の罪は深い。それは、赤ちゃんから母乳をとりあげ、人口栄養を強制するものだったからです。それも、異なった動物の牛の乳を人間の赤ちゃんに強制したのです。体内に入った異種たんぱくは、アレルギー多発の元凶となりました。

さらに、母子分離などの後遺症は、成人になってからもつづきます。発達障害や暴力衝動など、現代人の心身崩壊の元凶に、粉ミルク育児があるのです。

50 牛乳で死亡二倍！

牛乳を多く飲む人は二倍死ぬ！
スウェーデンからの衝撃報告です

●四万人を二二年調査の報告

「牛乳を多く飲むひとは、少ないひとより二倍死んでいる」

スウェーデンからの決定的な報告です。

二〇一四年一〇月に発表され、世界にショックを与えました（コホート研究）。とりわけ、牛乳は完全栄養という〝神話〟が確立していた欧米諸国への衝撃は大きかったのです。

この研究は、三九～七四歳の女性三万八九八四人を、一九八七年から二二年間、追跡調査した結果です。並行して、男性四万五三三九人を一三年間調査しています。

そして、一日三杯以上飲む人と、一杯未満の人との違いを比較したものです。

●死亡率二倍、骨折増加

その結果、牛乳を多く飲む人は、全死亡率、心臓病死亡率、骨折率ともに高かったのです。

さらに、女性の死亡率が約二倍に高まっていたことに衝撃が走っています。

女性のばあい、全骨折、大腿骨骨折リスクともに牛乳消費量に比例していました。

また、牛乳摂取量が多いほど、酸化ストレスが高いことも判明しています。牛乳を飲むほど

■難病、多発性硬化症治療は菜食しかない

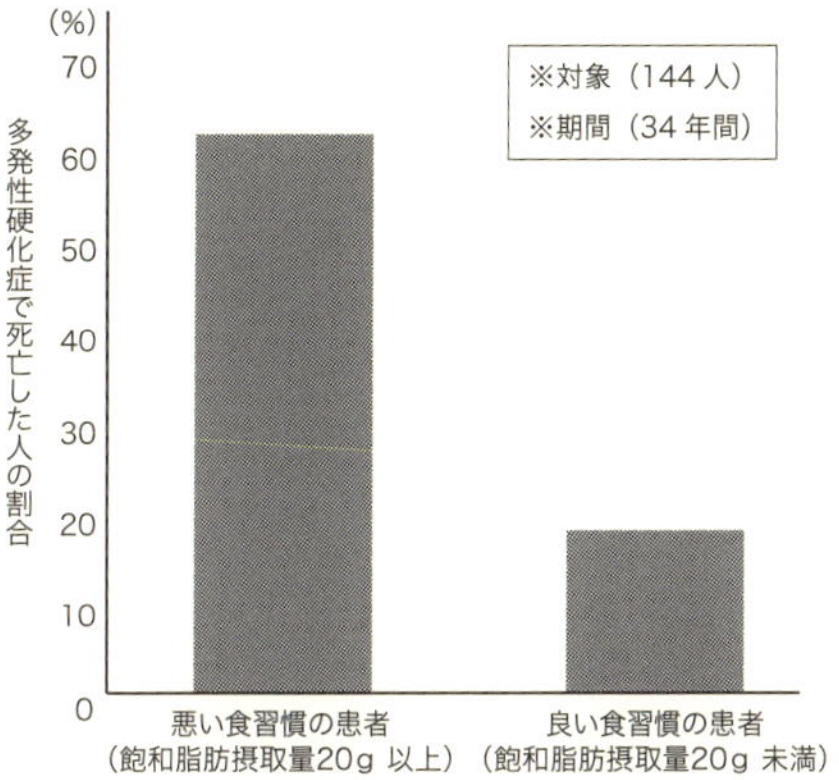

グラフ 50　食事療法による多発性硬化症患者の死亡率

出典：『葬られた「第二のマクガバン報告」』

体液が酸化（アシドーシス）傾向をしめすのです。

●「硬化症」死亡は三倍！

また、牛乳を飲むほど炎症マーカーも増加します。つまり、炎症を起こしやすく、さまざまな病気にかかりやすくなる。これらスウェーデンの研究は、日本で行われた大腿骨骨折を起こした高齢者の生活習慣調査と重なります（117ページ）。

さらに、難病「多発性硬化症」死者の比較（グラフ50）を見てください。左は動物性脂肪（飽和脂肪）二〇グラム以上。右は二〇グラム以下です。牛乳脂肪も「飽和脂肪」です。

それを多くとると、わずかの差で、死亡率に三倍もの開きが出ているのです。

この牛乳神話の崩壊は、研究者や食品業界にパニックを引き起こしています。

一部は打ち消しに躍起になっていますが、もはや、後のまつりというべきです。

第6章

子どもができない？　夫婦が肉食系だから

――「肉食」はSEXが弱い、「草食」はSEXが強い

子どもが欲しい、できない……
不妊クリニックに通うカップルの
なんと、多いことでしょう。
原因は、あなたたちの
肉食、過食にあったのです。
菜食、少食をおすすめします。
そうすれば、赤ちゃんの泣き声は、
もう、すぐですよ。

51 貧乏の子沢山

肉食、美食……〝豊かな食〟のツケは子どものいない、さびしい老後です

●肉食系の〝洗脳〟

「肉食のメリットは、どこにもない」と断言するのは、ハワード・ライマン氏（前出）。

「せめて、『精力が強くなる』効果くらいありそうだが、それもない」

日本でも、若者を「肉食系」「草食系」と分類することが、一時ブームになりました。

つまり、前者はモリモリ攻撃的。後者はナヨナヨ受身的。とまあ、こんな感じです。

「肉食」はオンナにも強い。「草食」はオンナにも弱い。しかし、これもまた、巧妙なマスコミの心理操作です。ハム、ソーセージや牛丼チェーンなどは、マスコミの大手スポンサーです。マスコミの正体は、あっさり言ってしまえば、大衆〝洗脳〟装置です。だから、こういう流行語で、知らず知らずに、ひとびとはマインドコントロールされてしまうのです。

●「貧乏人の子沢山」？

じつは、肉食するほど子どもができない。菜食するほど子どもができる。

この事実が、さまざまな研究で明らかになっています。

昔から「貧乏人の子沢山」といわれます。「ロクなものを食っていないのに、よくもまあ、

■少子化の原因は、美食、肉食、過食です

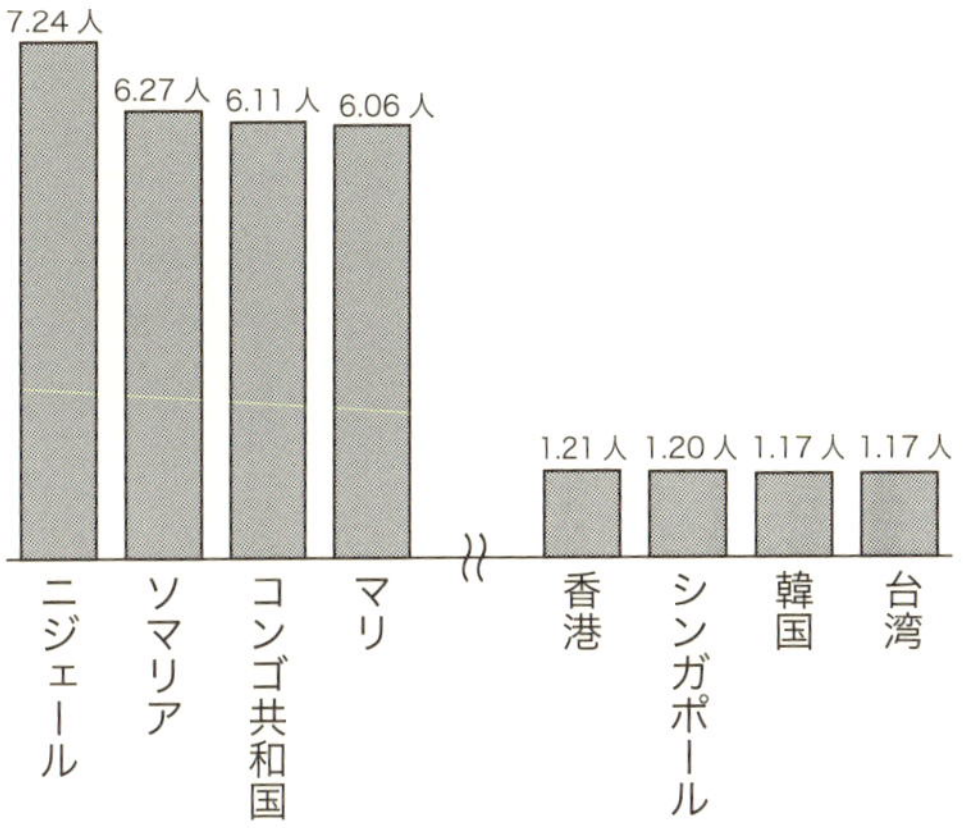

グラフ51　合計特殊出生率の上位4カ国と下位4カ国（2016年）

ポロポロ芋の子のように産まれるもんだ」。

それは、ロクなものを食べていないから、子宝に恵まれるのです。

これは、作物にも同じことがいえます。

肥料や水をたっぷりやった作物は、図体はでかくなります。しかし、実が入らない。ぎゃくに、肥やしを制限した作物は、見かけは小さいが、立派な実が入る。子孫を残す力が旺盛なのです。

●南は多産、北は少子化

かつかつの栄養で生きていると、生存本能にスイッチが入ります。さらに身体は子孫を残そうと、性能力も盛んになるのです。

世界を見ても、途上国の南は多産で、先進国の北は少子です（グラフ51）。ちがいは食生活の差です。

南は、菜食が中心です。北は肉食が中心です。

つまりは、粗食と飽食のちがいなのです。

52 精子とハンバーガー

戦後、肉食化が進み、精子は半減……
しかし、菜食中心の有機農家の精子は二倍

●九七%が不妊以下

精子異常とは、奇形精子、精液過小、活性低下……などです。

すでに二〇年前から、日本の若者の性能力は危機的です。

一九九八年、「九七%が精子が不妊レベル以下だった!」。帝京大学医学部押尾茂講師の研究報告は衝撃的です。同大の体育系学生三四人の精子を観察したら、WHO(世界保健機関)の「妊娠可能な最低レベル」をクリアしていたのは、たった一人(三%)だったのです。

この「基準」とは、①二〇〇〇万匹以上(一ミリリットル中)、②活性度五〇%以上。この二つを満たさないと「不妊症」と診断されます。ほんらい精力満々と思える体育系の男子学生たち。

その精子が九七%、不妊症レベルだったのです。

押尾講師は、他でも同様の結果を得ています。「二〇代男性で、正常精子を持つのは五〇人中わずか二名だった」。これらは二〇年も前の話です。

■ハンバーガー好きな奴ほど子ができない

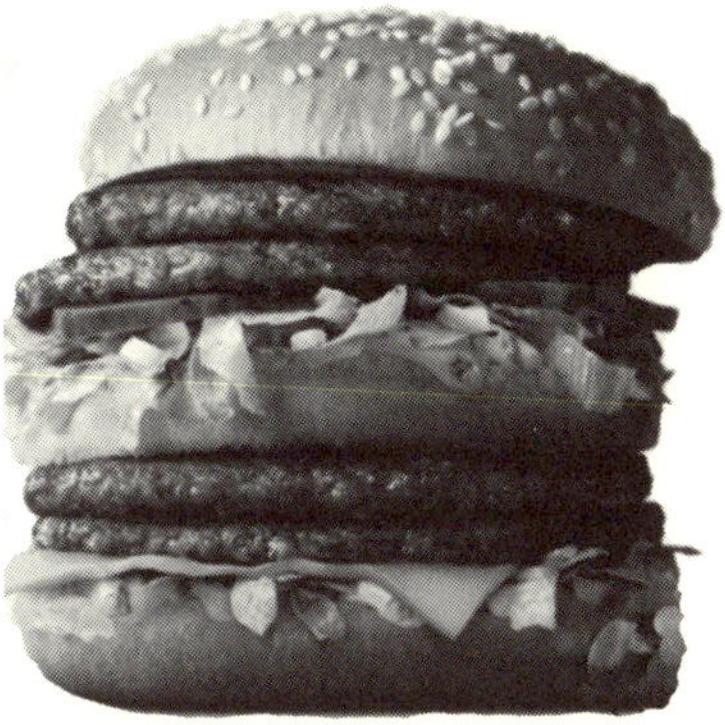

写真52

●バーガー好きの精子

深刻な少子化の背景には、このようながく然とする事実があったのです。

その理由の一つが、ファストフードつまりジャンクフード（クズ食品）です。

「ハンバーガーをよく食べると回答した七七％に、『精子異常』が高かった」（大阪ＩＶＦクリニック論文、一九九八年一一月『日本不妊学会』）

欧米型ライフスタイルの典型が、ハンバーガーなどのファストフードです。

研究者たちは、警告します。

「ハンバーガー、フライドポテト、砂糖は、精子や卵子を激減させてしまう」

これらは肉食、油の害に加えて、残留している食品添加物、農薬、環境ホルモンなどの害が、ダイレクトに生殖能力を激減させているのです。かりに妊娠しても、先天性異常で流産や死産、未熟児……と悲劇はつづきます。

53 精子半減！

五〇年間で、人類の精子は半減した！
原因は汚染、肉食、飽食です

●五〇年間で五〇%に

戦中・戦後五〇年間で、人類の精子は半減しています（スカケベック報告、グラフ52右）。デンマークのN・スカケベック博士は、世界二一か国、約一万五〇〇〇人の精子を観察。

その結果、一九四〇年にくらべて一ミリリットルあたり約一億二〇〇〇万匹が六〇〇〇万匹と、五〇%に半減していると証明。まさに、衝撃的な現実です。

「……それは、さらに毎年二%の勢いで、減り続けている。二五年後には、約三〇〇〇万匹と、さらに半減する」（『奪われし未来』翔泳社）

二〇〇〇万匹がWHOの不妊症レベル。だから、早晩、人類全体が総不妊症となりかねない。そのときこそ、人類絶滅のときでしょう。

精子減少だけではない。スカケベック博士は「人類全体で、こう丸腫瘍が三倍に増えている」と警告。これは、地球規模の汚染などが原因なのでしょう。

●肉食、飽食のツケ

日本の若者は、二〇年前すでに、不妊症レベルが九七%だったのです。スカケベック博士の

■子宝を授かる理想は有機農家の暮らし方

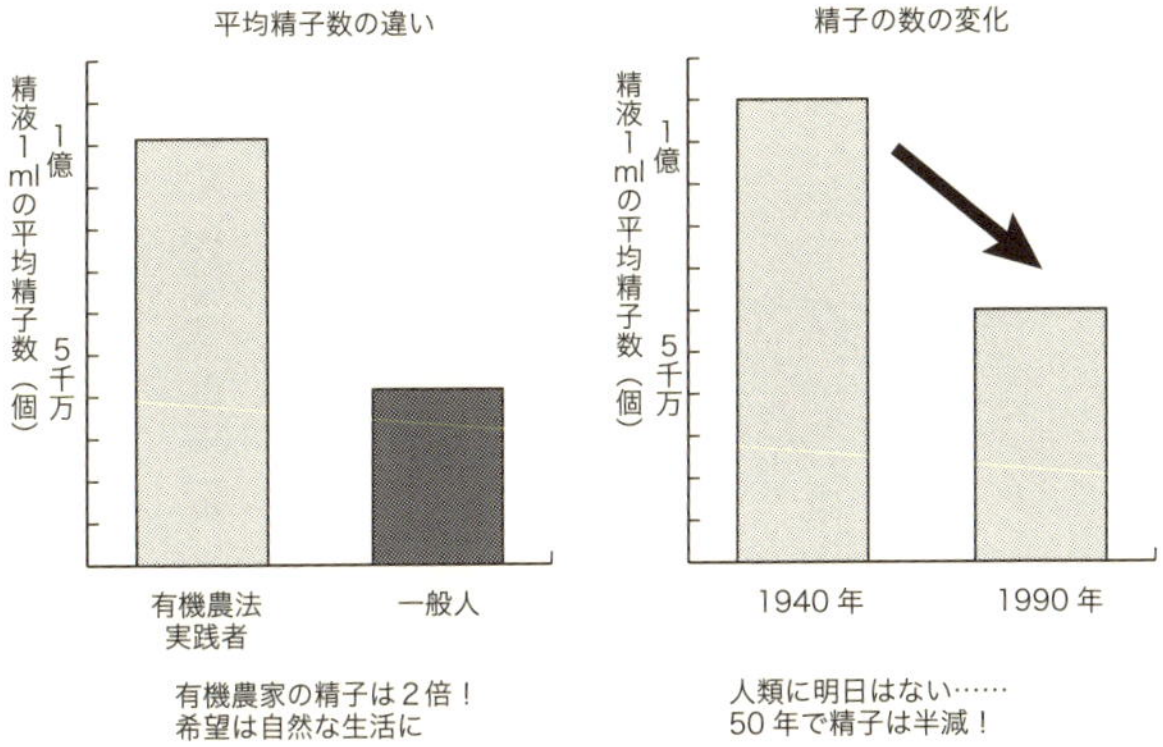

グラフ53　50年で精子半減、しかし有機農業者は正常

出典：『知ってはいけない』

警告は、とっくに現実のものとなっていた……。

その大きな原因が、食生活の変化です。

菜食から肉食。粗食から美食。少食から飽食。それが〝豊かな食事〟だと、人類全体が〝洗脳〟されてしまった。

その結果、人類の精子は半減したのです。

さらに隠れた原因が、環境汚染です。加えて、農薬、医薬、食品添加物から環境ホルモンまで……有毒化学物質による汚染は、人類の生殖能力を危機的状況にしています。

すでに欧米男子の精子は、過去四〇年間で五九％も減少。現代的ライフスタイルこそ、精子激減の最大理由であることの証明です。

グラフ53左は、有機農家男性の精子数です（スウェーデン報告）。一般人が約四〇〇〇万なのに、有機農家は一億を超えています。これは菜食など自然なライフスタイルのおかげでしょう。その生き方こそ、子どもをさずかる理想なのです。

54 不妊症

「肉好きほど子ができない！」
その決定的な証拠があります

●動物たんぱくと不妊

「お肉大好きなひとほど、不妊症になる」

その決定的な証拠があります。

図54は、世界各国の「出生率」と「動物たんぱく質」摂取量をくらべたものです。

一日あたり約六〇グラムと、動物たんぱく質を食べる量が多いスウェーデン、アメリカ、オーストラリア、デンマークなど欧米先進国ほど、「出生率」（一〇〇〇人あたり）は、二〇人以下と少なくなっています。三〇～五〇グラムと中程度のアイルランド、西ドイツなども二〇人レベルと、少子傾向にあります。ところが、一日約六グラムのマレーシアの「出生率」は、スウェーデンの二・七倍、四〇人です。

●精子は壊滅状態

マレーシア、インドなど「動物たんぱく質」が少ないほど、「出生率」は高い。

図54で注目すべきは、日本です。一九五〇年の日本は、三〇人に近い。それが、六七年、七三年……と、子どもの数が少なくなっています。

つまり、先進国の少子化、後進国の多産化が、くっきり証明されたのです。

これら北と南の「出生率の差」は、これまで、産児制限の差と考えられてきました。

つまり、発展途上国は産児制限をしていない産み放題……というリクツです。

しかし、スカケベック博士や帝京大の精子研究は、これらの説を否定します。

北では産児制限以前に、精子が危機的状況になっているのです。

■動物たんぱくを食べる国ほど少子化に

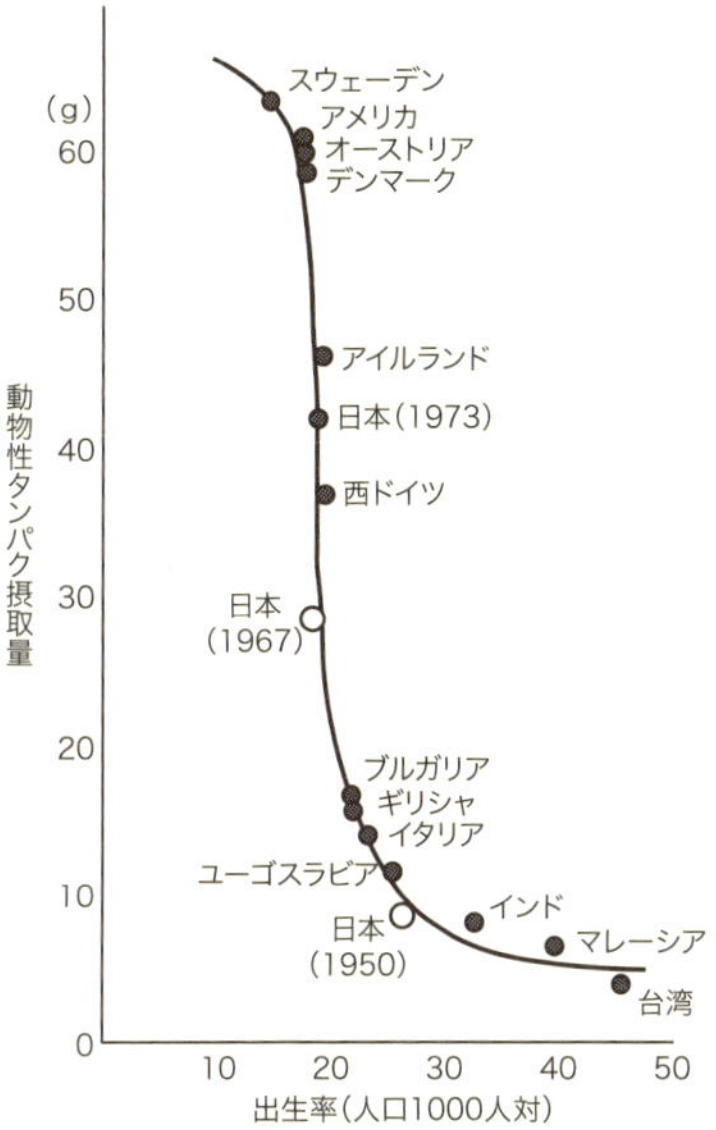

図54　各国の動物性タンパク摂取量と出生率

横野靖『医学のあゆみ』97・9、1976
「人間の老化と栄養」より改変

●九八％が先天異常

精子の異常で多いのが奇形精子です。頭が一つで尾が二つあるいは頭が一つで尾が飛騨別れ……。シッポだけで頭がない……などなど（図55）。

また、若い女性も子宮筋腫、卵子異常、排卵障害などが続出しています。

最近、産婦人科の関係者から「産まれてくる赤ちゃんの九八％が異常児」ときいて驚愕しました。信じたくはないが、ありえると思います。

55 トランス脂肪酸

ハーバード大研究のショッキングな警告「男性不妊の大きな元凶である」

●欧米は禁止、日本野放し

トランス脂肪酸の別名は〝キラーオイル〟（殺人油）……。自然界には、ほとんど存在しない人工油。〝プラスチック・オイル〟とも呼ばれます。人工的に水素添加しているため、半永久的に酸化しない。

「このアブラを食べると、まず細胞膜がやられます」（山田豊文氏）

一部の研究者たちは、肥満、心臓病など万病を引き起こすと指摘していました。

そして、ヨーロッパでは使用禁止。アメリカでも二〇一八年六月、全面禁止となりました。

それでも、戦後、少なくとも二〇万人のアメリカ人が、このアブラで〝殺されている〟とみられます。まさに〝キラーオイル……〟。

日本では、いまだまったく野放し。「表示義務」もない。国民はなめられています。

●精子ダメージ、不妊症に

「トランス脂肪酸は過去一〇〇年最悪の食品添加物！」山田氏（前出）は、切々と訴えます。

「若いひとに子どもができない最大理由といっていい」

■欧米で禁止のトランス脂肪酸で精子奇形

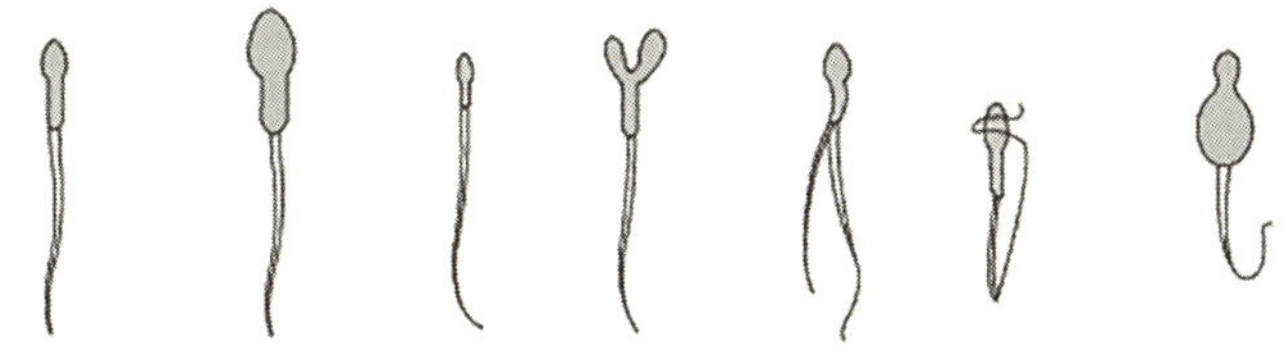

図55　奇形精子

彼はハーバード大学の研究リポートをあげます。二〇一〇年一〇月から一年間、一八～二三歳の健康男性二〇九名を調査した結果です。「精子サンプルと食品摂取の頻度を比較したところ、トランス脂肪酸をたくさんとっている男性ほど精子数が少ない」事実が判明したのです（ハーバード公衆衛生大学院）。研究者は「トランス脂肪酸はハンバーガーなどファストフードに多くふくまれる」と警告。

●ハム、ソーセージ好き

その他、コレステロールも同様に、精子数や精液量の減少をひきおこす、という。

同チームは、不妊治療中の男性一五五名（一八～五五歳）も調査しています。

これら不妊男性の特徴は、ハンバーガーやホットドッグ、ベーコンなど赤身の加工肉を好んで食べていました。これら加工肉を食べるほど、正常精子の比率が少なかったのです。それにくらべると、魚をよく食べる男性ほど精子数・正常精子比率が高かった。

盲点は、クッキーやレトルト食品です。サクッとした歯ざわり、ドロッとしたレトルト・カレーは、全滅です。

56 霜降り肉とペニス

アブラが血管に詰まって、勃起不全にアッチがだめなのは、高級肉のせいだった！

●体温が低く詰まる

「肉食というライフスタイルは、ペニスにも心臓にも、悪影響を与えていた」（米、テリー・メイスン博士）

理由は、肉のアブラが血管を詰まらせるから。日本人好みの「霜降り」には、思わぬ落とし穴があります。「霜降り」の脂肪分が、血管を詰まらせるのです。

その理由は、家畜と人間の体温差です。牛や豚、鶏などの体温は、三九～四〇℃と意外に温かい。これに対してヒトの平均体温は三六・五℃です。

四〇℃の家畜の体内を流れていた血液中の脂肪は、それより低い温度だと、白く固まってきます。ナベの底でラードやヘットが白く固まっているのは、そのためです。

三六℃前後のヒトの体内では、これら動物脂肪を完全に溶かしきることができず、血液をドロドロにしたり、ネバネバ血栓のアテロームとして動脈硬化を起こし、血管を詰まらせます。

肉より魚のほうが、体にいい。理由の一つが、その体温差です。

獣は体温が高い。だから、獣の脂は人間の体内では固まりやすい。

魚は体温が低い。だから、魚の脂は人間の体内ではサラサラです。

■ヒト体温は家畜より低く動物油は固まる

ウシ	38.0 ～ 39.0℃
ブタ	39.0℃
ニワトリ	41.5℃
ヒツジ	39.0℃
ヒト	36.0 ～ 37.0℃
魚類	環境水温とほぼ同じ

表56　生物の平均体温

●〝朝勃ち〟バロメーター

ペニスの勃起現象は海綿体に血液が集中することで起こります。

その血液は微細な毛細血管なのです。人間の血管の九五％はミクロの末梢血管で成り立っている、という事実を思い出してください。つまり、脂ギトギトの肉を好む人ほど、末梢血管を詰まらせ、血行障害をおこしてしまう。

その悲劇的な例が、ペニスへの血行不良、つまり勃起不全（ED）です。

その意味で、〝朝勃ち〟は健康のバロメーターです。

それは、体内の毛細血管まで血流がスムースに流れていることを証明しているからです。

ぎゃくに〝朝勃ち〟と、とんとご無沙汰の諸兄は、ご用心……。

それは、末梢循環に障害が起きていることのアラームなのです。

つまり、心筋梗塞や脳梗塞リスクが高まっていることを、〝ムスコ〟が教えてくれているのです。

57 心臓病

アッチが勃たないと、心臓もヤバイぞ 精力剤より、まず菜食だ！

●肉はペニス、心臓に悪い

「……男性の勃起不全と心臓病には強い相関関係があった。全米医師会の大会で、心臓病専門医と泌尿器科の医師とで、合同会議を開きました。そこで議論した結果、心臓病と勃起不全の関連性が明らかになったのです」（メイスン博士）

そのくわしいメカニズムも判った。

「それは、血管の内皮細胞損傷によることで判明したのです。内皮とは血管内部の表面をおっている細胞の薄い層です。ペニスは単位面積当たりの内皮細胞の数が、体内でもっとも多い器官です。したがって、内皮細胞の機能に悪影響をあたえるものは、すべてペニスの症状としてあらわれるのです」（同博士）

博士は、ペニスに悪いものは心臓にも悪い、と断言します。

●バイアグラより菜食

「……欧米風の食生活を調べると、高脂肪、高カロリーの肉食中心です。それに運動をほとんどしない、というライフスタイルと『内皮細胞の損傷』には、強い因果関係があることがわ

■ＥＤ（勃起不全）の隠れた原因は肉食です

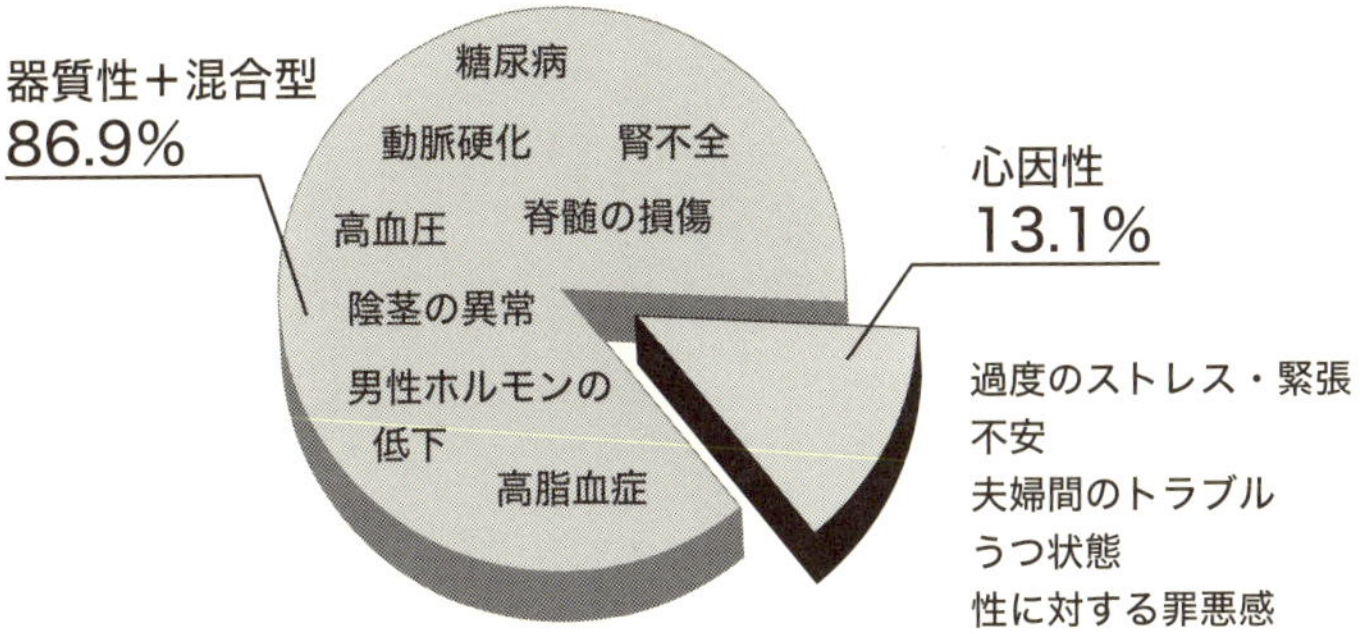

図 57　ED の原因
出典：『男子性機能障害——正しい知識と診療の実際』

かりました。この肉食習慣というライフスタイルは、ペニスにも心臓にも悪影響をあたえていたのです」

アメリカでは、毎年一〇〇万人以上が、心臓病やガンで亡くなっています。

博士は「タバコ」「運動不足」「誤った食事」の三つをあげます。

「三つ目の『誤った食事』を、改めるには、『プラントベース』（植物中心）の食生活に替えることです」

つまり、心臓病もＥＤも、肉食をしているかぎり、改善しない。

それを、博士は警告しているのです。

高いバイアグラを求める前に、大好きな（！）お肉にサヨナラすることです。

そして、ハリウッドスターのように、ベジィ・ライフにシフトしましょう！

58 長寿とSEX

いくつになっても恋する男女ほど
生き生き、長生きしている!

●世界長寿郷に学ぶ

「死ぬまでSEX」という特集が週刊誌をにぎわせています。巷では「ヤルほうが長生きするのか?」という議論もあります。まあ、それもこれも個人の好き嫌いですから、最後は、自分で決めればいいのです。

ただ、世界の長寿郷を六七回も踏査した実績を誇る森下敬一博士(前出)によれば、長寿郷の超老人たちは、みな、おおらかに恋を楽しんでいるようです。森下博士自身が、今年九〇歳という長命で、いまだ現役医師として、日々診療に活躍しておられます。

森下調査団が調査したのは主に世界五大長寿郷です。

それは①コーカサス地方、②フンザ(パキスタン)、③ビルカバンバ(エクアドル)、④新《しん》疆《きょう》ウイグル(中国北西部)、⑤巴馬《パーマ》(中国広西)。

●百寿者は子沢山だ

「一九七〇年代には一五〇歳超えの方が何人もいました。それが、八〇年代は一四〇代、九〇年代は一三〇代、二〇〇〇年代は一二〇代……と、最長齢も下がっていますね」

これは、地球規模の環境汚染と長寿郷の文明化が原因と、先生は指摘します。

調査団が調べた百寿者たちは、とにかく子沢山。一〇〇歳の曾招玉さん（女性）は、子ども八人、孫二四人、曾孫一二人、玄孫四人……と、ハンパない。大家族にめぐまれ、あかるく日々を送っています。その生殖能力には脱帽です。これらは、ほとんどの長寿者たちに共通します。

■長寿郷100歳超老人は若々しい！

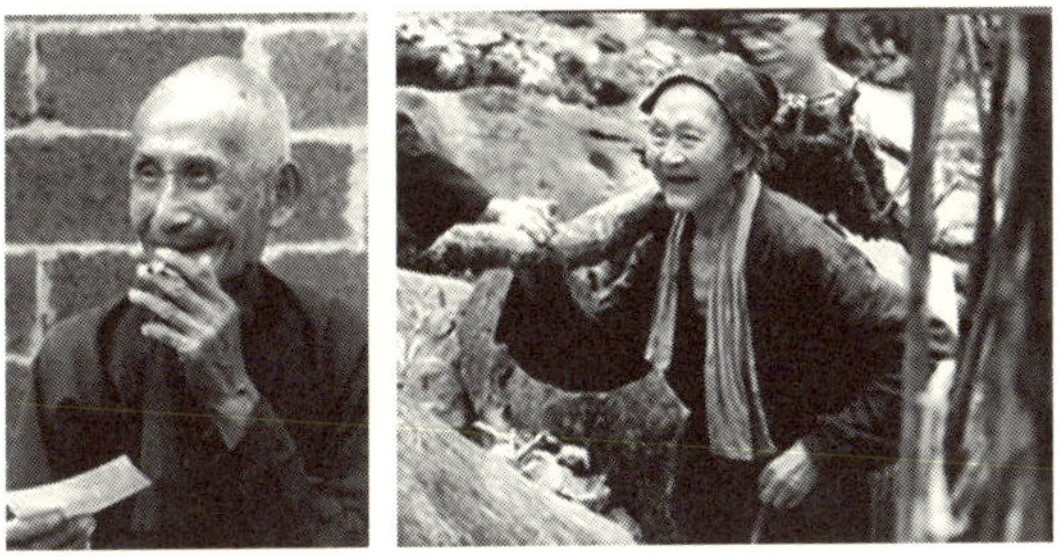

写真58　森下調査団が出会った百歳長寿者たち
出典：国際自然医学会公式ホームページ

●長寿郷に肉好きゼロ

五大長寿郷に共通するのは、長寿者たちは穀菜食が中心で、肉はほとんど口にしていなかった。食べたとしても、年に一度のお祭りか、客を招いたなど、特別なときだけ。

結婚歴が一〇回、二〇回にはおどろきます。つれあいを亡くしても、すぐコレはどうだ、と連れてくる。だから、長寿郷の老人に一人寝は無縁なのです。ただ抱き合うだけで、愛のホルモン、オキシトシンが分泌されます。

「一人暮らし死亡率が三二％高い」「孤独感も死亡率を二六％高める」「孤独な人ほど認知症、炎症を起こす」……。

やすらぎのみなもと、パートナーは、いくつになっても必要なのかもしれませんね。

59 オールド・パー

一〇五歳で人妻と不倫？

一五二歳の誕生祝いで大往生とは！

●あっぱれ！　精力絶倫

長寿と性欲のたとえでよく話題になるのが、英国の伝説的長寿者オールド・パー翁です。本来の名前はトーマス・パー。それは、スコッチ・ウィスキー銘品の名称にもなっています。

なにしろ、彼は一五二歳まで生きた、と伝えられる。

一四八三年生まれ。八〇歳になって結婚。一男一女をもうけている。彼は、みずから長寿の秘訣を訪ねられると、「菜食主義と節度ある生き方」と答えていた。

しかし、二つ目は、どうにもあやしい。

なぜなら、彼は一〇五歳のときに、キャサリン・ミルトンとの間に、不義の子をもうけ逮捕され、教会でも懲戒を受けた、という。それも強姦の罪というから驚嘆する。

●国王祝宴で暴飲暴食

最初の妻が亡くなって後添いを得たのが、なんと一二二歳のとき。精力絶倫ぶりには、声もない。一三〇歳で農作業をしていると、壮健さが近在から国中のウワサとなる。

一五二歳のとき、ときの国王チャールズ一世に招かれ、拝謁。国王は、盛大に宴会で、この英国一の長寿者をもてなした。そして、その後すぐに一五二歳で死去。死因は、暴飲暴食であった……とは！　その名はスコッチ銘品「オールド・パー」として今も生きつづけている。

おどろくのは、これら超長寿者の性能力の高さです。

「性」とは「心」が「生きる」と書きます。「性力」こそが「生力」なのでしょう。

●菜食はＳＥＸが強い！

みずからヴィーガン（完全菜食）という映画監督クリント・イーストウッド、八八歳。最初の妻を含め六人の女性との間に、子どもを授かっている。現在も四〇歳以上年下の美女を堂々と公式の席に伴っている。

やはり、七六歳でヴィーガンのポール・マッカートニーも三回結婚し、子どもが五人。ローリング・ストーンズのミック・ジャガーも、御歳七五歳でバリバリ現役歌手。七三歳でパパになり世界を仰天させた。

若い頃は、酒もタバコもドラッグもやる不良だったが、今は完全ベジタリアン。やはり、菜食者はＳＥＸが強い！

■みよ！ 122 歳でこの絶倫！

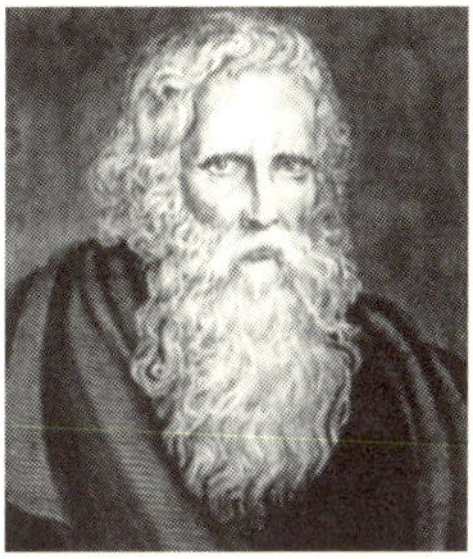

写真 59　トーマス・パー

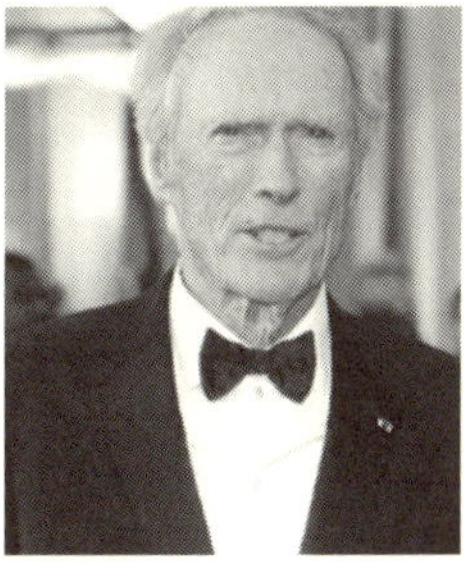

写真 59　クリント・イーストウッド

第7章

あの病気、この病気

——やはり、お肉は万病のもとです

食べたいものを
食べたいだけ食べる。
それで、いいのです。
あなたが、満足なら……。
だけど、無知のまま
食べつづける。
それは、ほんとうに怖いことです。

60 肉ばなれ

やはり肉食こそ、いちばんのガン原因です
肉をやめれば、ガンリスクは激減します

●肉は最悪発ガン物質

グラフ60を見てください。

さまざまな食品の発ガンリスクを比較したものです（提供：森下敬一博士）。

「緑黄色野菜」を一〇〇として、比較しています。

なにを食べるべきか？　それが、一目でわかります。コピーをとって冷蔵庫に貼っておいてください。これで、あなたの家族は、ガンからまぬがれるでしょう。

まず、「緑黄色野菜」には、抗ガン作用があることが知られています。

さらに注目すべきは、となりの「海藻」です。なんと「野菜」の三〇％にまでガンをへらすのです。「小魚」も、「野菜」よりリスクが低いとは意外ですね。古くから魚食民族である日本人だからでしょう。小魚にはカルシウム、マグネシウムなどミネラルも豊富です。

アメリカ政府が最高の抗ガン剤食品として食ピラミッドの頂点においた「大豆」も、ここでは健闘して三位。米国にはない「海藻」「小魚」にゆずった形です。

■冷蔵庫に貼っておこう「発ガン食」一覧

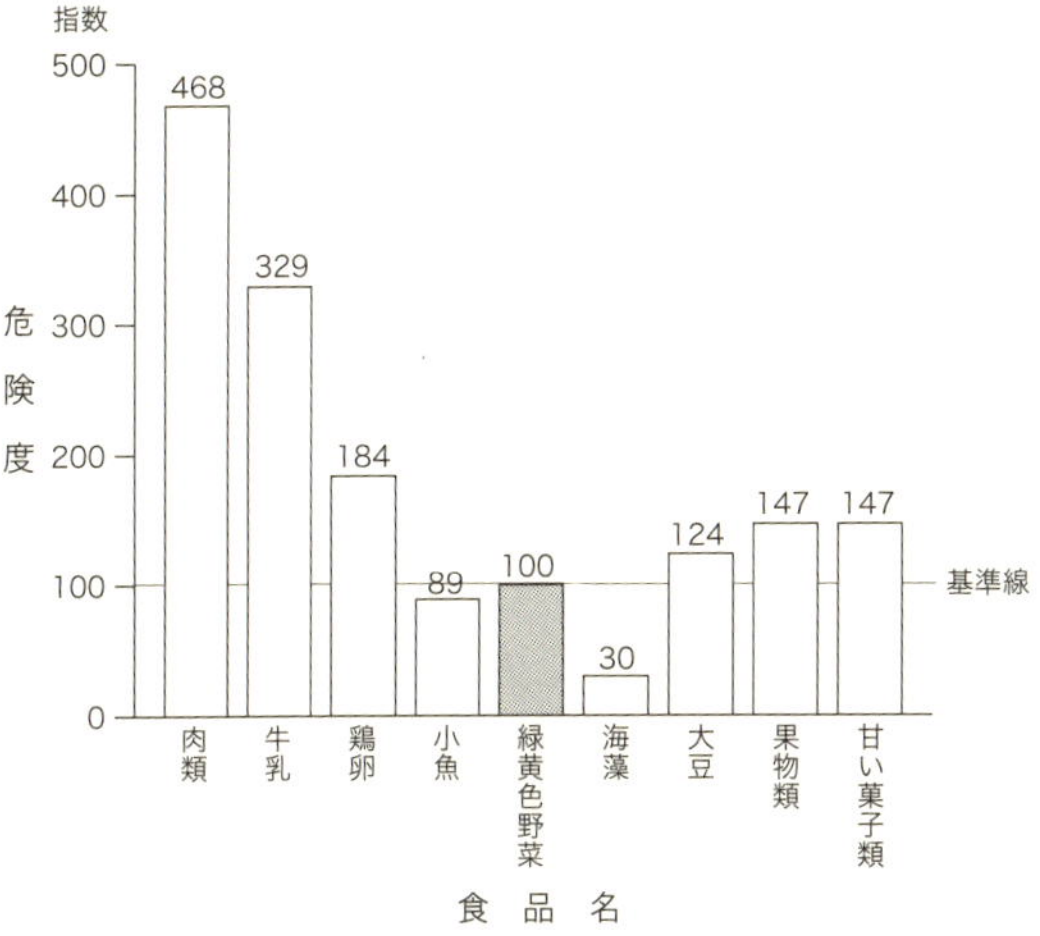

グラフ60　発ガン危険度指数

●牛乳、卵もひかえる

発ガン危険が高まるのが、左側の動物食です。「鶏卵」で、ここではワースト三位。毎日は食べすぎです。週に一、二個くらいにしましょう。『チャイナ・スタディ』でも発ガン性が警告された「牛乳」はワースト二位。やはり、抗ガン作用のある豆乳に替えましょう。

「肉類」は、ここでも圧倒的に一位です。

「ハムなど加工肉の発ガン性は最凶」「赤肉の発ガン性はそれにつぐ」

WHOの発ガン警告は正しかった。

世界の流れが大きく変わり始めています。今では、アメリカでも刑務所さえ給食にベジタリアン・メニューがあるそうです。

欧米セレブは、ほとんどヨガ、瞑想を実践するベジタリアン。ハリウッドセレブも同じ。ウサイン・ボルトなどトップアスリートたちも、菜食主義にシフトしています。

肉食から菜食へ——。この大きなトレンドは、もはや止めることはできません。

61 イタタッ…結石

人類が体験する最悪の痛さ「腎石」「胆石」
これも、モリモリ肉を食った報いなのです

●老廃物が固まる

「肉を食べると、体内に石がたまります」

はやく言ってよぉ……と、言いたくなった人もいるかもしれない。

それほど、たまらぬ痛さらしい。

専門家は「おそらく人類が経験する最大級の痛みの一つ」という。

「腎石」「胆石」など、体の中に石がたまる。これを「結石」といいます。

「不幸なことにアメリカ人の一五％は、生きている間に『腎臓結石』がある、と診断される」（キャンベル博士）

万病は、〝体毒〟から起こります。〝体毒〟は、排泄しきれなかった老廃物が体内に蓄積したものです。だから、「結石」も〝体毒〟の一種です。

しかし、それは排泄しきれなかったミネラル分が、体内で集合、沈着してできた〝石〟そのもの。とうぜん、角があります。だから、内臓に内側から当たって痛い！

●美食のツケの痛み

だから「結石」の原因もかんたんです。食べすぎです。

それも、肉など動物たんぱくのとりすぎです。はやくいえば、肉の食いすぎ。よく江戸時代から、「シシ（肉）食った報い」といいます。殺生が禁止されている肉を隠れて食った報い、という意味です。

■動物食を好む人ほど尿路結石にやられる

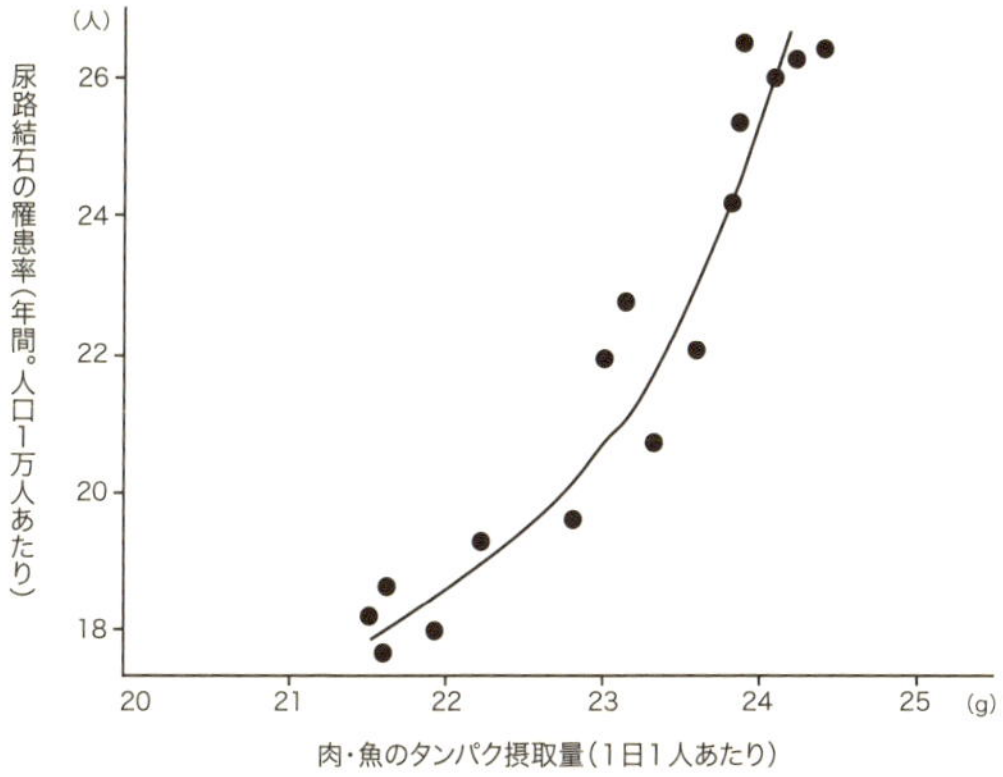

図61　動物性タンパク摂取と尿路結石の関係
出典：『葬られた「第二のマクガバン報告」』

「結石」の痛みなど、まさにそれでしょう。

図61は「動物たんぱく」摂取量と「尿路結石」の相関関係です。

肉や魚、動物たんぱく質を一日二一グラム以上食べると、「尿路結石」発症患者が急激に右肩上がりで増えています。

二一グラムでは、患者は約一八人、それが約五グラム増えると二六人を突破しています。

この図は、動物たんぱく質摂取が「尿路結石」の引き金であることを証明しています。

ちなみに「尿路結石」とは、「腎臓結石」「尿管結石」「膀胱結石」「尿道結石」の総称です。

62 尿カルシウム

動物たんぱくをタップリ食べると尿にカルシウム、シュウ酸がもれる

●過剰な肉、牛乳が元凶

なぜ、肉や魚など動物たんぱく質を多く食べると、体内に〝石〟ができるのでしょう？

グラフ62は、そのナゾを解き明かしてくれます（ロバートソン博士実験）。

「この図で、一九五八年から七三年の間のイギリスで、動物たんぱく質を一人一日二一グラム以上摂取すると『腎臓結石』患者が増える実態がわかる」（キャンベル博士）

ロバートソン博士のチームは、腎臓結石六つの危険因子を特定しています。

それらは〝石〟の原材料となる物質です。そして、「動物たんぱく摂取が、これら危険因子の原因である」ことをつきとめた。「豊かな国に見られる動物たんぱく摂取量が、六つのうち四つの危険因子となっていた」（キャンベル博士）

●過剰たんぱくで排泄

〝結石〟の危険因子の代表格が、カルシウムとシュウ酸です。

グラフ62右側、被験者は、欧米の「基本的食事」（動物たんぱく五五グラム含有）しか食べていなかった。そのとき三日間、尿中カルシウム濃度ゼロ。つぎに、この食事に動物たんぱく

■"石持ち"の地獄の痛みは肉食のツケ

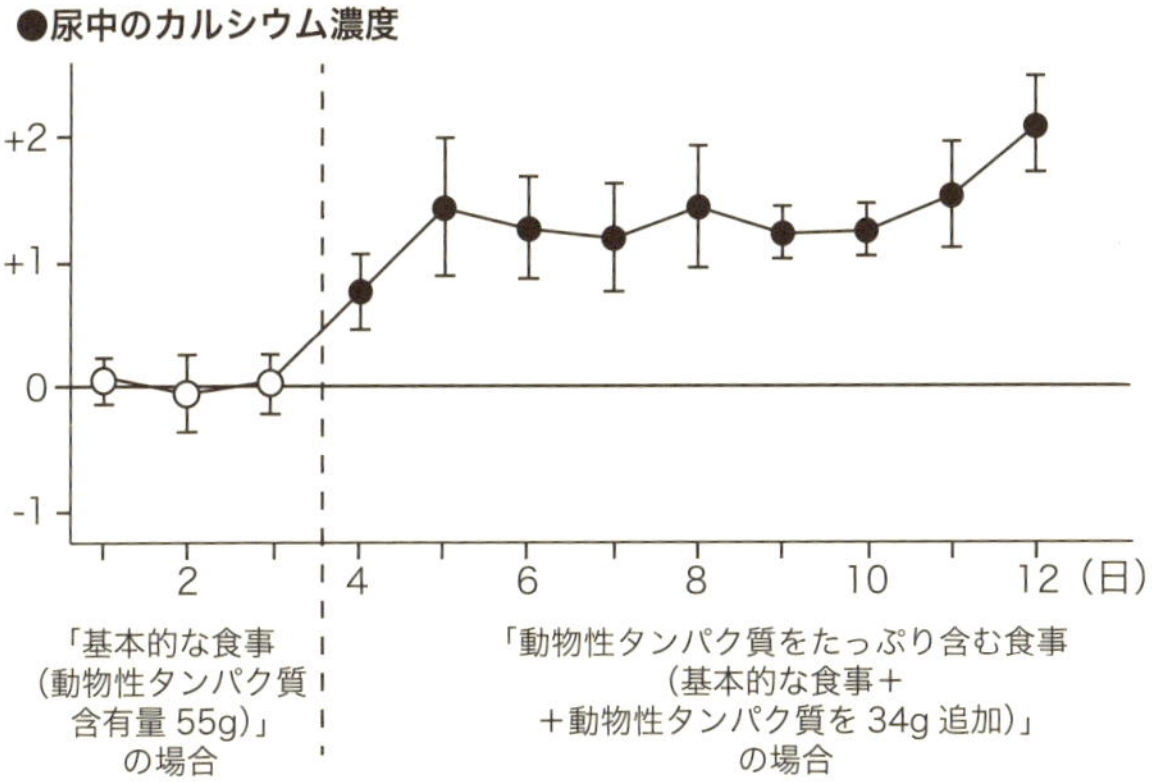

グラフ62　動物性タンパク質の摂取が尿に与える影響

出典：『葬られた「第二のマクガバン報告」』

質三五グラム（マグロ）を追加した。さらに経過観察した。すると、追加の動物たんぱくを加えた直後から、尿中カルシウム濃度が急上昇。つまり、過剰たんぱくが、尿中へのカルシウム排泄をうながしている！

追加たんぱくを与えた一二日間、カルシウム高濃度はつづいた。同じ実験で尿中シュウ酸を観察すると、ほとんど同じ高濃度排泄が見られた。

これら動物たんぱくは、一般的アメリカ人の日ごろの摂取量範囲です。そして、尿で排泄しきれなかったカルシウム、シュウ酸などが「結石」となり、患者に地獄の苦痛を与える。

「乳製品の多い、高カロリー、低食物繊維で悪化する。低カロリーのベジタリアン食に転換すればリスクをへらせる」（ロバートソン博士）

「この研究から、動物性食品は、腎臓結石にケタ外れの影響を及ぼすことが実施された」（『チャイナ・スタディ』）

63 眼の病気

「黄斑変性症」「白内障」……
肉、魚、牛乳ばかりだと失明します

●菜食で防げ治る

現代人は、つぎの眼の病気に苦しめられています。

①黄斑変性症：何百万人もの高齢者が悩む。視界がゆがんだり欠ける。欧米人の失明原因の一位です。

②白内障：水晶体レンズが白濁して、見えにくくなる病気です。

コリン・キャンベル博士は指摘する。

「これらの眼疾患は、植物性食品ではなく、動物性食品ばかり食べていると、もしかすると、失明する可能性が出てくる」（『チャイナ・スタディ』）

まず、黄斑変性症は、一六〇万人以上のアメリカ人が苦しんでいます。その多くが失明するのです。黄斑周辺には脂肪酸があり、入射光と反応しフリーラジカル（活性酸素の一種）を発生させる。それは周辺組織も破壊し、退化させてしまう可能性がある。

「しかし、幸いなことに、『フリーラジカル』によるダメージは、野菜や果物に含まれる『抗酸化物質』のおかげで抑えることができる」（キャンベル博士）

実験でも、これら野菜等をもっとも多く摂取したグループは、「黄斑変性症」発症を四三％

■動物食で多くの人が目をやられる

ゆがんで見える

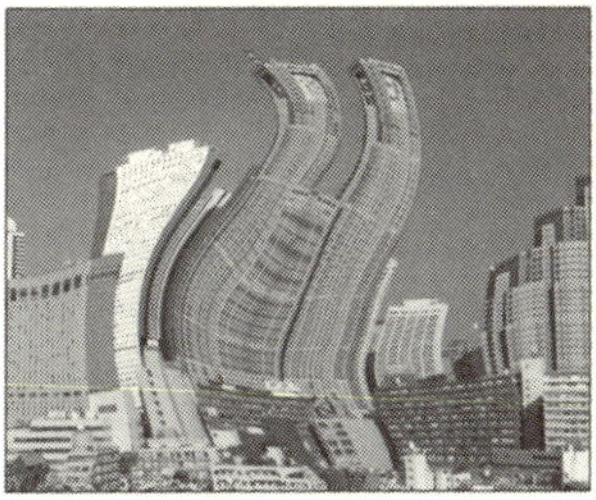

暗く見える

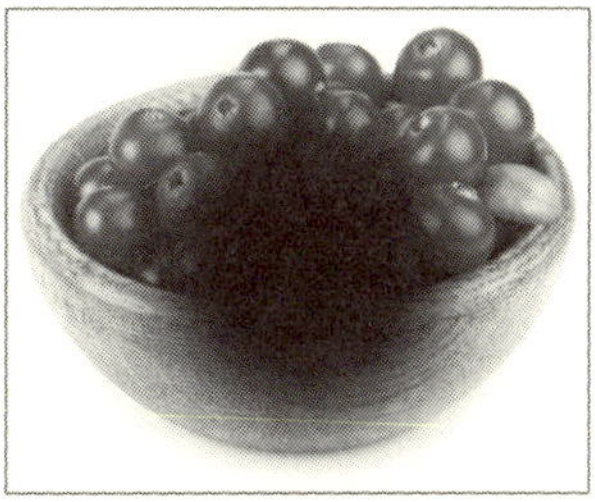

図 63　「黄斑変性症」の症状。「ゆがむ」「暗く見える」

出典：ブログ『メディカル・ノート』

もへらすことができた。

●野菜を食べれば四割治る

ぎゃくにいえば、野菜、果物など「抗酸化食」の少ない肉好きは、「黄斑変性症」が進行し、失明するおそれもある。悲劇は、失明した犠牲者ですら、それが自分の肉食の結果であることに、死ぬまで気づかないことです。

白内障も、フリーラジカルで発症、悪化する。

なにしろ、アメリカ人の半数が八〇歳になるまでに白内障になる、というから、おどろきます。「食べまちがい」のツケは、あまりに恐ろしい。

だから同様に、「抗酸化食」の野菜、果物など、菜食で見事に予防できる。

その証拠に「ホウレンソウをもっとも多く食べていたグループは、白内障発症率が四〇％も少なかった」（キャンベル博士）

64 認知症

肉食をひかえ菜食に替えて、野菜、果物など抗酸化食を食べれば、防げます

●高血圧・脂血を治す

世の中の高齢化につれ認知症が増えています（グラフ64）。

精神的老化は自然現象ですが、生活に支障をきたす症状が認知症です。

それは①脳血管性認知症と②アルツハイマー病に分類されます。

①は、「ミニ脳卒中」ともよばれ、無症状のうちに小さな脳梗塞や脳出血が起きて、しだいに脳は機能を失っていきます。

②は、「βアルミノイド」（たんぱく質）が蓄積し、脳が萎縮する奇病です。

その正体は、〝隠れ狂牛病〟と指摘する研究者もいます。六五歳以上のアメリカ人一％にアルツハイマー病の兆候があり、五歳増えるごとに倍増します。

これら認知症患者に共通する危険因子が、「高血圧」「高脂血」です。つまり、血圧とコレステロール値が高いひとほど、認知症を発症しやすい。そして「両方とも、食習慣の改善によって、みずからコントロールできる」（キャンベル博士）

●野菜など抗酸化食を

三つ目の危険因子が、「フリーラジカル」（活性酸素）です。

この発症メカニズムは、眼の疾患と同じ。この活性酸素群は、認知症発症の大きな引き金です。だから、食事から野菜、果物など抗酸化物質を摂取すると、他の病気同様、脳をフリーラジカルの酸化ダメージから守ることが可能なのです。

■認知症は今後ますます増加する

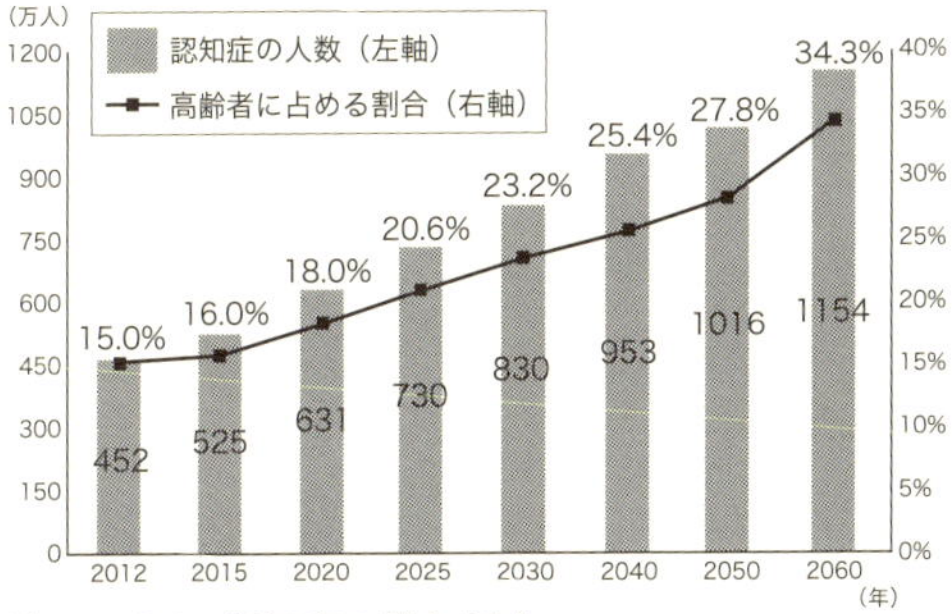

グラフ64　認知症の増加傾向

出典：三菱ＵＦＪ信託銀行

ぎゃくに肉食など動物食は、体液を酸性化し、「フリーラジカル」の害を加速するのです。

認知症、アルツハイマーの悪化はとうぜんです。

「数百人の高齢者対象の知能テストで最高得点だったのは、ビタミンC、βカロチンを与えたグループだった」

「ぎゃくに、脂肪をもっとも多くとり、動物脂肪（飽和脂肪）も最多グループは、血管障害を生じており、認知症リスクがもっとも高かった」（『チャイナ・スタディ』）

いずれも、有名な抗酸化物質で野菜・果物に多く含まれます。

「すべての研究が、植物の中にのみ含まれる栄養の摂取が、高齢者の認識力衰退リスクの低下を防ぐことを証明しています」（キャンベル博士）

65 なぜ? 骨折

牛乳カルシウムをとるほど、肉を食べるほど
骨はもろくなり、骨折が増えるのです

●動物たんぱくでスカスカ

老人の骨折が増えています。一生懸命食べている、お肉、牛乳のせいでしょう。

肉、牛乳、マグロなど多くとるほど、尿中にカルシウム溶出します（グラフ62）。

他の実験でも、たんぱく二倍で尿中カルシウムは三五〜五八％も急増します。三倍では七〇〜一〇〇％増です（『チャイナ・スタディ』）。

不思議です。動物たんぱくには、カルシウムは含まれない。どうして、動物たんぱくを大量にとると、尿中にカルシウムが多く排泄されるのでしょう?

体内でカルシウムを蓄えているのは骨しかない。つまり、大量の動物たんぱく摂取は、骨からカルシウムが溶けだすのを加速させるのです。そのメカニズムは、つぎのとおり。

動物たんぱく質代謝により酸が増えます。その中和のためカルシウムを骨から引き出す。そのため尿中カルシウムが増える。「この作用は約八〇年間の研究で立証されている。一九七〇年代以降はより詳しく研究されている」（キャンベル博士）

――**動物たんぱく増→酸性体質→中和の必要性→骨カルシウム溶出→骨粗そう症→骨折増加**――

というメカニズムです。

●肉・牛乳でもろくなる

しかし、植物たんぱくでは、骨折は起こらない。植物たんぱくは、体液を酸性でなくアルカリ性にします。だから、植物たんぱくを多く摂取しても、骨折は起こりにくい。

グラフ65は、植物たんぱくと動物たんぱくの比率で、骨折（股関節）が、どれほど増加するかを比較しています。ヨコ軸は「植物たんぱく摂取量」÷「動物たんぱく摂取量」＝比率です。つまり、一・〇以下は動物たんぱく過剰。一・〇で同量。二・〇は植物たんぱくが二倍。三・〇は四倍……と、右にいくほどベジタリアン食です。

■骨折激増の原因は、肉食と牛乳だった！

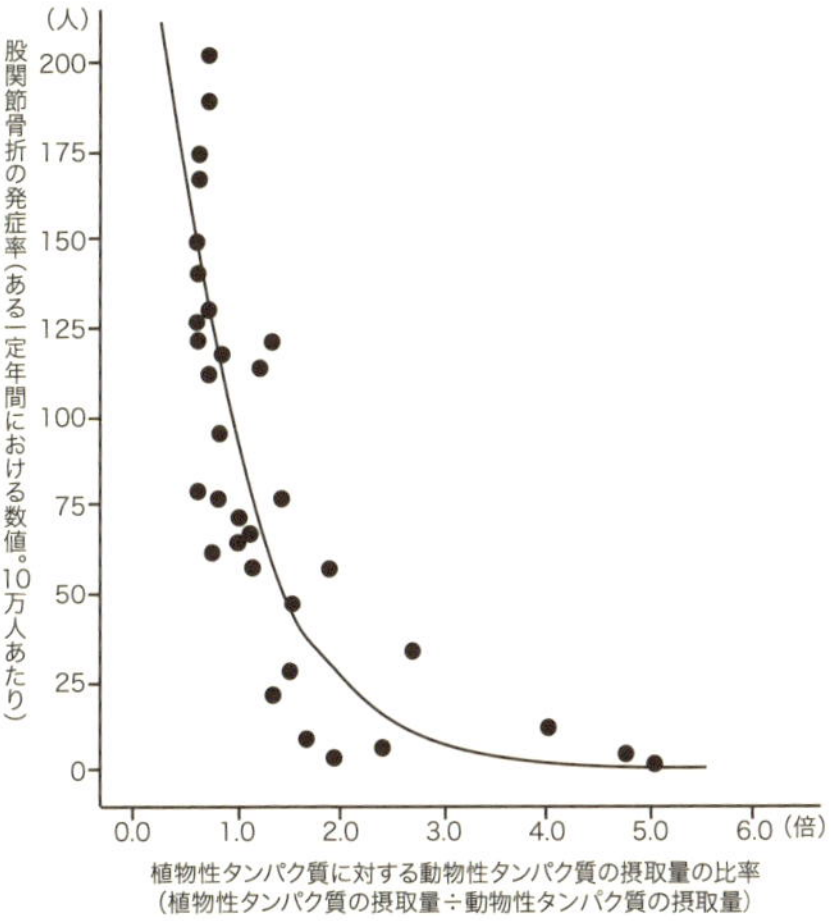

グラフ65 「植物タンパク対動物タンパクの摂取量比較」と「骨折の割合」

出典：『葬られた「第二のマクガバン報告」』

グラフ65の「骨折率」は、菜食の劇的結果をあらわしています。

植物が多い菜食者ほど、骨折はゼロに近く、極端に少なくなっています。

これと反対に、植物たんぱくにたいして動物たんぱくが増えるほど骨折は増加……。比率で動物たんぱく量が増えて過剰（比率一・〇以下）だと、爆発的に骨折が激増。二・〇にくらべても八倍増という増加ぶり。主に肉食、牛乳などが骨折増の真犯人なのです。

66 米と心臓病

米を食って、肉をやめれば、
心臓病で死にようがないのです

●口と歯は「米を食え」

肉食者は菜食者より八倍心臓マヒで死ぬ。

アメリカ食とヴィーガン食の驚嘆するリスク八倍差は、すでにのべました。

とりわけ動物脂肪（飽和脂肪）は、体内にコレステロールなどでたまっていきます。

さらに、老廃物は血管内にネバネバの脂汚れとして沈着し、動脈硬化を起こし、血栓となって突然死の原因となります。そのとき遺族は、泣いても悔やんでも、手遅れです。

口をあけて自分の歯をよく見てください。ほとんど臼歯でしょう。

それは、体が「こく物を食べてくれ」と言っているのです。

日本人は、古来よりこく菜食でした。だから、心臓病死など皆無といってよかった。

中国の農村部でも男性の心臓マヒの死亡率はアメリカの一七分の一です。

●三〇倍のポックリ死

「心臓マヒでポックリいやならこく物食え！　肉食うな！」

それをはっきり示すのが、図66です。タテ軸は「食品供給量」です。ヨコ軸は「心臓マヒ」

（虚血性）死亡率。図の左側を見てください。これは、戦後まもなくの状況です。もっとも「食肉」供給量が少なく、もっとも「こく物」供給が多いフィリピンが、「心臓マヒ」も、もっとも少ない。

「食肉」供給は最多で「こく物」は最低のアメリカは、フィリピンの約三〇倍も心臓マヒで死んでいます。これは「肉好き」は三〇倍ポックリ死ぬ……ということです。

■肉食のアメリカ人は心臓マヒが 30 倍！

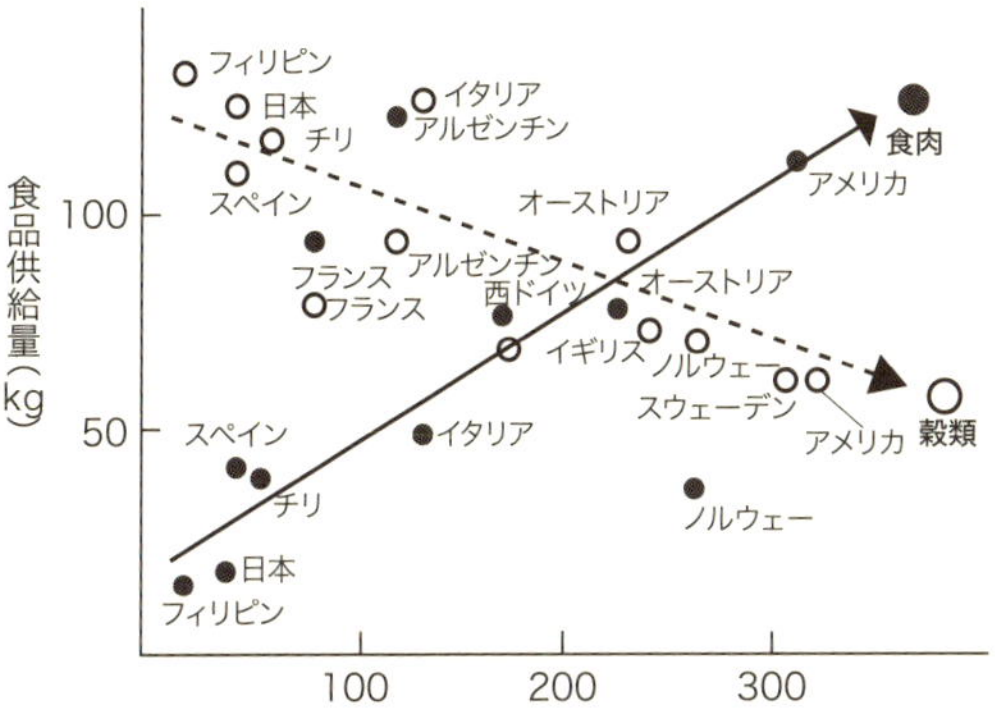

図 66　食品の供給量と虚血性心疾患死亡率の関係

●肉は年に一度きり

これでもあなたは、ステーキハウスに、毎日通う気になりますか？

この図を見て、戦後の日本は健康的だったことに気づくでしょう。

それは、ちょうど私の幼少年期です。農村だったけれど、肉を食べるのは正月のみ。父が鶏をさばいて、それを雑煮に入れて家族六人で食べる。それが、年に一度のご馳走でした。わたしが肉を食べたのは、小学校四年の村の天神様のお祭り。揚げた豚肉を食べたのが、生まれて初めての体験でした。そんな穀菜食の生活だったから、いまの頑健な体があるのです。

第8章

「肉食が始まって、戦争が始まった」（プラトン）

――肉食者が「攻撃的」なのは「酸性体質」だから

肉食者と菜食者……
その大きなちがいは
攻撃的か？
平和的か？
動物食は、どうしても
からだを酸性にします。
だから、性格も健康も
変わっていくのです。

67 イライラ

肉、牛乳など動物食は代謝するとき体液を酸性に傾け、イラつくのです

●中和にカルシウム溶出

「動物たんぱくは、体内で酸性物質を生み出す」（『チャイナ・スタディ』）

すると、体液は酸性（アシドーシス）にかたむきます。

この症状が進むと、人間は死亡してしまいます。だから身体は、そのpHを中和する必要に迫られます。

中和のため動員されるのが、ヒトの体液の理想的pHは弱アルカリ性だからです。

なぜなら、カルシウム・イオンです。そのカルシウムは骨から溶け出します。するとは、骨はとうぜん、スカスカでもろくなります。これが、骨粗しょう症です。

つまり、動物たんぱく質をとるほど、骨はもろくなるのです。

ここで、栄養学者を悩ませた〝ミルク・パラドックス〟が解明されます。

カルシウムが豊富なはずの牛乳を飲むほど骨はもろくなる。

その理由は、牛乳たんぱく質を消化するとき、体液が酸性化するからです。

●和食ニコニコ、洋食イライラ

同じことは肉食や他の動物たんぱくにもいえます。

■肉好きが攻撃的なのは体液酸性化のため

〈日本型の食事〉		〈無国籍、欧米型の食生活〉	
血液を良い状態に保つ食品 弱アルカリ性に保つ食品		血液を悪い状態にする食品 酸性に傾ける食品	
① 未精白食品 玄米・玄麦パン	一物全体食	Ⅰ 精白食品 白米・白パン 白砂糖	部分食
② 植物性食品	適応食	Ⅱ 動物性食品	不適応食
③ 自然食品、無農薬・ 無添加食品	身土不二	Ⅲ 加工食品（食品添加物） 輸入食品（ポストハーヴェスト）	不自然
④ 和風調味料（味噌・醤油・味醂など）		Ⅳ 西洋調味料（ソース・マヨネーズなど）	

表 67　食生活と血液（酸・アルカリ）との関係（ph7.35±0.03）

出典：『食と健康の自然法則』

さらに、「洋食」そのものが、体液を酸性化する傾向があります。

表67は、「和食」と「洋食」のちがいを比較したものです。

▼和食：血液を良い状態（弱アルカリ）に保つ食品

①一物全体（未精白食品）、②適応食（植物性食品）、③身土不二（自然食品・無農薬・無添加食品）、④自然調味料

▼洋食：血液を悪い状態（弱酸性）にする食品

①部分食（精白食品）、②不適応食（動物性食品）、③不自然食（加工食品、食品添加物、輸入食品、農薬）、④西洋調味料

血液が酸性にかたむく。

それは、生体にとって一種の危機です。

それは、交感神経を緊張させます。すると、〝怒りのホルモン〟アドレナリンが分泌されます。

これは、毒蛇の〝毒〟の三〜四倍という猛毒です。

それがムカムカ、イライラを引き起こすのです。

68 副交感神経

健康なひとは副交感神経が優位でオットリ
不健康なひとは交感神経が優位でムカツク

●昼夜で交替する

人間の健康、不健康はどうして決まるのでしょう？
幸福と不幸は、どうして決まるのでしょう？
それは、あんがいカンタンなメカニズムで決まっていたのです。
それは、副交感神経と交感神経のバランスで決まります。
人間のからだは、この二つの神経系が交代でコントロールしています。
夜間の「休息時」は副交感神経、昼間の「活動期」は交感神経が優位です（図68）。
ヒトも動物も、この「休息」「活動」の二交替リズムで、生命を営んでいるのです。

●酸性化でムカムカ

大自然の摂理で生きる野生動物たちは、この生命リズムがじつに理想的です。

しかし、人間サマは、そうはいかない。競争社会の文明生活は、さまざまなストレスに満ちています。さらに困った要因があります。それが、誤り、偏《かたよ》った食事です。
①歯並び、②だ液、③消化器から、人間がほんらい食べるべきは、穀菜食です。

■幸福に生きる秘訣は副交感神経優位です

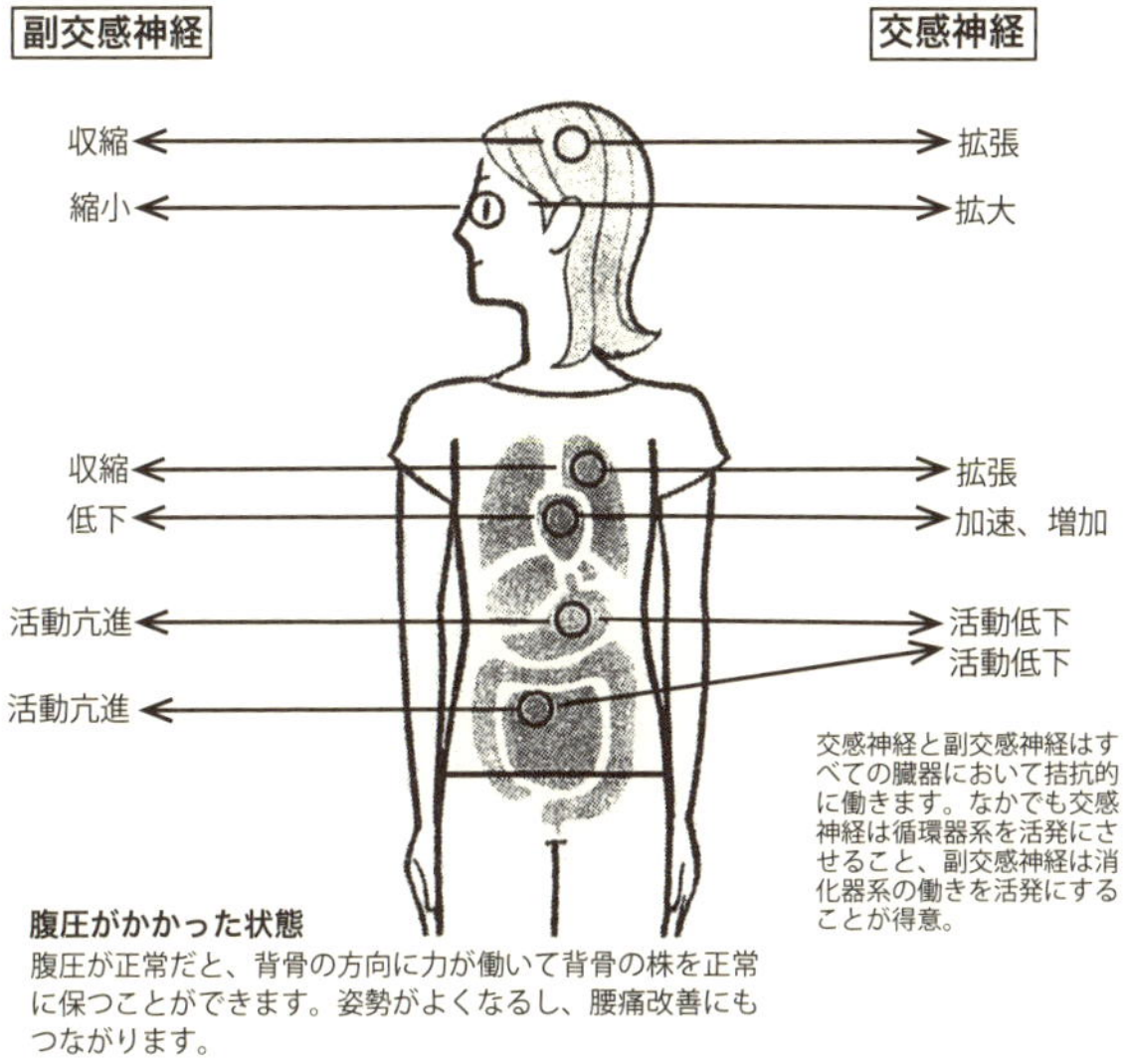

図68　副交感神経と交感神経
出典：『元気になりたきゃお尻をしめなさい』日本文芸社

しかし、親類を〝餌付け〟して巨利を得る〝闇の力〟は、教育（狂育）、メディアによる〝洗脳〟で、現代人を肉食主義に仕立てあげています。動物食品が体液を酸性化することは、すでにのべました。この生体危機は、交感神経を緊張させます。

交感神経が緊張すると、怒りのホルモン、アドレナリンが分泌され、人体は戦闘モードになります。それは、攻撃感情、血管収縮、心拍加速、血圧上昇、血糖上昇、呼吸高揚……で、ムカツク、イラック、まさに攻撃態勢に突入です。

交感神経緊張とは、まさにストレス状態そのものです。だから、万病の原因、不幸の原因になるのです。

ぎゃくに、副交感神経優位なら快感ホルモン、エンドレフィンが分泌され、呼吸も脈拍も血圧もゆったりし、幸福で穏やかに過ごすことができるのです。

69 ヒトと肉食獣

肉食者は、見た目も性格もしだいに獣に近づく……？　という話

●攻撃的か、平和的か

「人は、食べた物に似る」という説があります。

肉屋の親父、鳥屋の主人、魚屋の店主……なんだか、そんな気もするし、マサカと思う落語みたいな笑い話です。ただ、動物食をしていると、動物のDNAがなにか影響するのかもしれません。同じように肉食者は、しだいに肉食獣に似てくるようです。

たとえばバイキング。肉食しか生きる術《すべ》がなかった彼らは獰猛残忍《どうもうざんにん》で、殺戮略奪《さつりくりゃくだつ》をくり返したのです。動物食は体を酸性化し、好戦的にする。それを証明しています。

肉食者は、なにごとにも攻撃的です。アメリカの白人がそうです。

菜食者は、なにごとにも平和的です。アジアの黄色人がそうです。

●「ヒト」vs「肉食獣」

表69は「ヒト」と「肉食獣」の比較です。

それは、まさに「菜食者」と「肉食者」との比較のようにもみえます。

「食事は環境しだい、適応力が優れている」に対して「もっぱら肉を食べる」。

■肉食は憎しみを加速し、戦争を近づける

人	肉食獣
食事をするのに手を使う	食事をするのに爪を使う
歯は平ら	歯は鋭い
腸は長い 肉は便秘の原因になる	腸は短い 腐った肉をす早く排出
体を冷やすのに汗をかく	体を冷やすのにあえぐ
水をすすって飲む	水をすすって飲む
ビタミンCは餌からとる	ビタミンCは餌からとる
食事は環境次第 適応力が優れている	もっぱら肉を食べる
非常に器用	不器用
排泄物は植物次第で不快臭あり	排泄物は植物次第で不快臭あり
食事の量・回数は両面性	多量で不規則な食事
甘味および塩・脂肪の多いもの両方を好む	塩分・脂肪分の多いものを好む
風味のあるバラエティのある食事	食物を飲み込む
脳は大きく理性的行動をとる	脳は小さく順応性のある行動能力は小さい

表 69　肉食は憎しみと攻撃を加速する（ヒト vs 肉食獣）

出典：月刊『森下自然医学』

「非常に器用」対「不器用」など、日本人の欧米人をくらべると、そんな気がします。

最後の「脳は大きく理性的行動をとる」対「脳は小さく、順応性のある行動能力は小さい」。この例えを出したら、肉好きは怒るでしょうね。

●肉食で戦争が始まる

「理性的」とは「平和的」という意味です。

次の警句に注目してください。

「肉食が始まって、戦争が始まった」（プラトン）

古代ギリシャの有名な哲学者であった彼は、師のソクラテスともども菜食主義でした。「肉食が始まって、戦争が始まった」とは「肉食が始まって、憎しみが始まった」と言いかえることができます。

現代科学は、肉食が消化代謝の過程で体液を酸性化し、交感神経を緊張させ、怒りのホルモン（アドレナリン）を分泌させるメカニズムを解明しています。まさに、肉食は憎しみを加速するのです。

70 ストレス

不自然な食事は、からだや心に
不自然なストレスを与えます

●〝心の毒〟で血管収縮

動物たんぱく質は、体液を酸性化し、心身にストレスを与える。それは説明しました。

同じように、動物たんぱく質は、腸内で悪玉菌のエサになり、有毒物を発生させます。

それは、強烈な発ガン物質、有毒物です。

これらの発生も、身体には大いなるストレスとなります。

つまり、不自然な食事は、からだや心に不自然なストレスをあたえるのです。

そのストレス反応を伝達する物質が、ストレス・ホルモンであるアドレナリンやコルチゾールです。いずれも人体に毒物であることは、いうまでもありません。

つまり、肉食という不自然な食事は、〝心の毒〟という〝体毒〟を生み出すのです。

これら〝毒〟は、まず交感神経を緊張させます。そして、交感神経緊張は、血管を収縮させるのです。人体をめぐる血管の九五％は直径一〇ミクロン以下の微細な毛細血管です。

これらが、交感神経の緊張で収縮したら、赤血球は通ることができません。

つまり、人体を隅々まで養う末梢循環が阻害されてしまう。血流が止まるのです。

すると、さまざまな深刻な症状が起こります。

■不自然な肉食は知らずにストレスになる

症状・状態	疾患名
息切れ	気管支喘息、過換気症候群
胸痛	高血圧、冠動脈疾患
胃痛、腹痛、下痢	胃十二指腸潰瘍、過敏性腸症候群
内分泌	肥満、糖尿病
頭痛	緊張性偏頭痛
かゆみ	蕁麻疹
腰痛	腰痛症
ED	インポテンツ
目の疲れ	眼精疲労、眼瞼痙攣
めまい	メニエール病
あごの痛み	顎関節症

表70　ストレスが原因で起こるさまざまな疾患

●血行不良で万病に

表70は、ストレスがもたらす身体症状です。左が自覚症状です。それは、右側に列挙した深刻な疾患を引き起こします。

これらも交感神経緊張と血管異常収縮による血行不良で引き起こされます。

血行不良で起こる典型的症状が、糖尿病の症状です。高血糖と血行不良が、全身の臓器の毛細血管を詰まらせることで発症します。網膜症による失明、心筋梗塞による心臓マヒ、脳梗塞による脳卒中、壊疽《えそ》による四肢切断……そして、最後に待つのがガンです。

ガンは血行不良による低酸素、低栄養、低体温の部位に発ガンするのです。

なお、これらストレス疾患の原因となる交感神経緊張は、「長息」呼吸でも和らげることができます。いわゆるロング・ブレス。下腹の「丹田」に意識を集中します。ゆっくり息を吐くことで、副交感神経が優位なリラックス状態になれます。

71 うつ病

日本食は洋食にくらべて、うつ病リスクを半分に減らします！

●和食はうつを改善

「和食は、うつ病を半分に減らします」

グラフ71は、うつ病患者の食事パターンを洋食と和食で比較したものです。

洋食グループにくらべて、和食グループは、「強いうつ症状」を、約四四％にまで半減することが判明したのです。まさに、意外な和食の底力です。

なぜ、和食に、うつ病という精神症状を改善する力があるのでしょう？

●洋食は交感神経緊張へ

この比較は、「肉食」vs「菜食」とおきかえると理解しやすいでしょう。

前述のように「肉食」は、代謝過程で体液を酸性化します。体液酸性化（アシドーシス）は、生体にとっては重大なストレスです。悪化すれば、酸血症として命を失います。

だから、交感神経は緊張し、怒りのストレス・ホルモン、アドレナリンも出まくる。すると不安、抑うつ、イライラ、食欲不振、呼吸困難……など精神症状にみまわれます。

まさに、それは、うつ症状そのものです。

——肉食→体液酸性化→交感神経緊張→ストレス・ホルモン→精神・身体症状→うつ病——これが、肉食がうつ症状を発症させるメカニズムです。

●快ホルモンでゆったり

和食つまり植物たんぱく食は、体液を酸性化させず、ぎゃくにアルカリ化させます。

だから、交感神経ではなく、副交感神経が優位になります。すると、緊張から緩和され、呼吸、血圧、脈拍などが落ち着き、リラックスします。つまり、怒りのホルモンではなく、快感ホルモンが分泌され、じつにゆったりと心地好くなるのです。

——菜食→体液アルカリ化→副交感神経優位→快感ホルモン→精神・身体症状緩和→うつ病症状の改善——

ゆったり、心おだやかに生きたければ、やっぱり和食です。

■うつ病を治すには、まず和食にシフトです

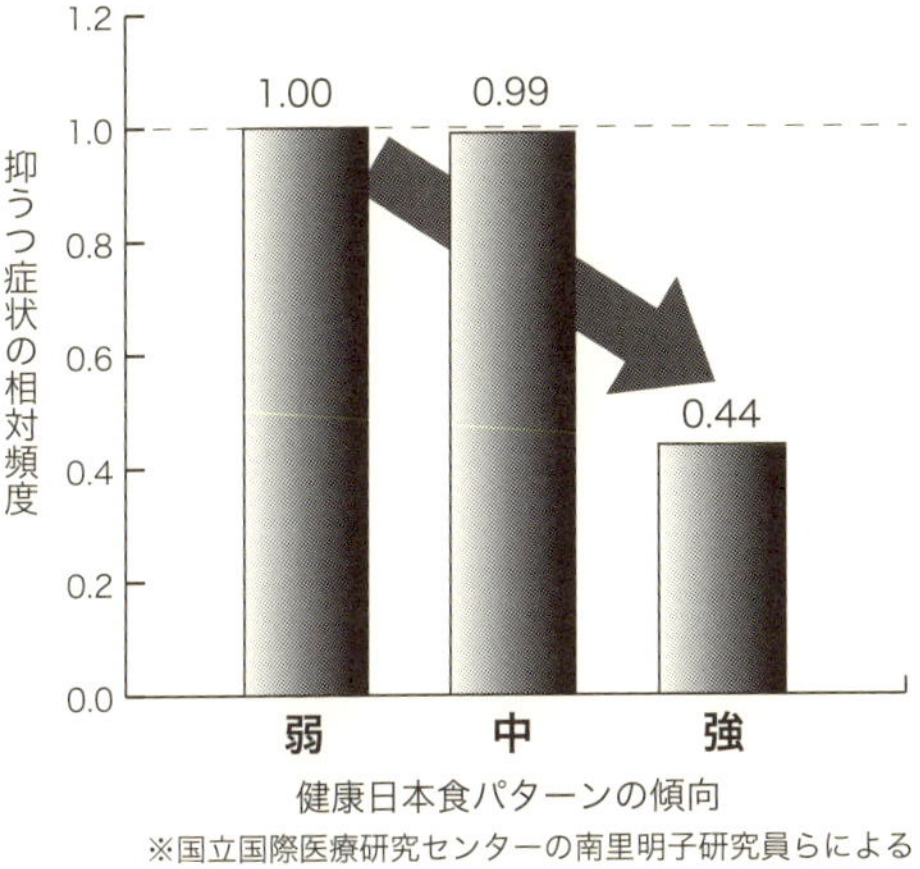

グラフ71　健康日本食パターンとうつ病状の関連
出典：「東京新聞」2010年5月25日

72 フンザ食

フンザ食で実験ネズミは一〇〇%健康
洋食ネズミは、たがいに噛み殺し合った

●五〇～六〇代に見えた百歳

フンザとは伝説の長寿郷です。一九二〇年当時、インドは英国の植民地。イギリスからインド国立栄養研究所にR・マッカリソン博士が派遣されました。秘境フンザを訪ねた博士は驚愕《きょうがく》。山の斜面で働く元気な老人たちは五〇～六〇代にしか見えないのに、じっさいの年齢がみな一〇〇歳を超えていたからです。博士は、これら長寿者の家々をまわり、おどろきます。その食事が、チャパティという雑穀を焼いたパンと野菜という質素なものだったからです。

こんな粗食で、どうしてあれほど長命、壮健なのか?

研究熱心なマッカリソンは実験を行います。マウスを三つの群にわけて比較したのです。

▼A群・フンザ食：チャパティ、もやし、生ニンジン、生キャベツ、殺菌されていない生牛乳。

▼B群・インド食：米、豆類、野菜、肉類などを調味料を使い料理した、インド人が常食する食事。

▼C群・西洋食：白パン、バター、ミルク、砂糖入り紅茶、野菜の煮付け、ハム、ソーセージ、ジャムなど。

■洋食ネズミは狂って争い共食いを始めた

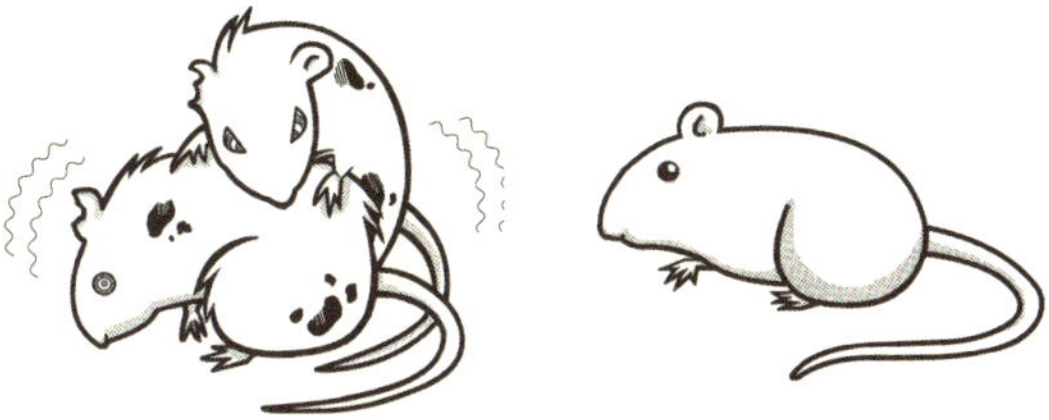

西洋食を食べたマウス　フンザを食べたマウス

図72

――実験は、生後すぐのネズミから開始され、二七か月間、続行された。これは、人間の寿命に換算して五〇歳に相当します。

●洋食マウスは狂って共食い

それから、三群のネズミを解剖して前身組織標本を作成し、A、B、C群の違いを徹底的に検証した。その結果は驚愕するものだった（図72）。

▼A群・フンザ食：マウスは、ただの一匹も、ただの一か所も病的変化は観察されず、完璧な健康状態だった。

▼B群・インド食：マウスの約半数に、脱毛症、う触症（虫歯）、肝炎、腎炎などの病変が発症していた。

▼C群・西洋食：マウス全匹に、例外なく、各種各様の病変が検出された。

また、C群には身体的病変のほか、精神異常もみられた。マウスは共食い現象を引き起こしたのだ。

この実験は洋食、肉食が、いかに誤っているかの証明です。

このマッカリソンの実験は真実を発見したため、長い間、歴史の闇に封印されたのです。

73 成績アップ

学校給食を玄米食にしたら成績がビックリするほど伸びた！

●平均の一・六〜一・八倍に

肉食より菜食のほうが、頭がよくなります。

グラフ73は、長野県のM小学校の給食を発芽玄米と和食に替えた結果です。これは同小学校の二年生（男子）の結果です。学力を高い、中間、低いの三ランクに分け、学力テストの成績を全国平均と比較しています。

すると、給食を玄米に替えた後、子どもたちの「書く能力」「読む能力」が、全国平均をはるかにしのぐ高成績を示したのです。書く能力、読む能力とも、「低ランク」の子どもはゼロ。「中ランク」も全国平均より少ない。そして、M小のほとんどの子どもたちは「高ランク」に集中していたのです。

「書く能力」は全国平均の一・六倍、「読む能力」も一・八倍とみごとです。

最近、パン給食を米飯給食に変える傾向にあります。それは、すばらしいことです。

さらに、M小学校のように玄米給食にすれば、より子どもたちの成績はのびるでしょう。

その理由は、玄米は白米にくらべて栄養の宝庫だからです。図78（187ページ）は、白米と玄米の栄養価の比較です。白米の栄養価が、ケタ外れに少ないことがわかります。これは、

■給食を玄米・和食にしたら成績が伸びた

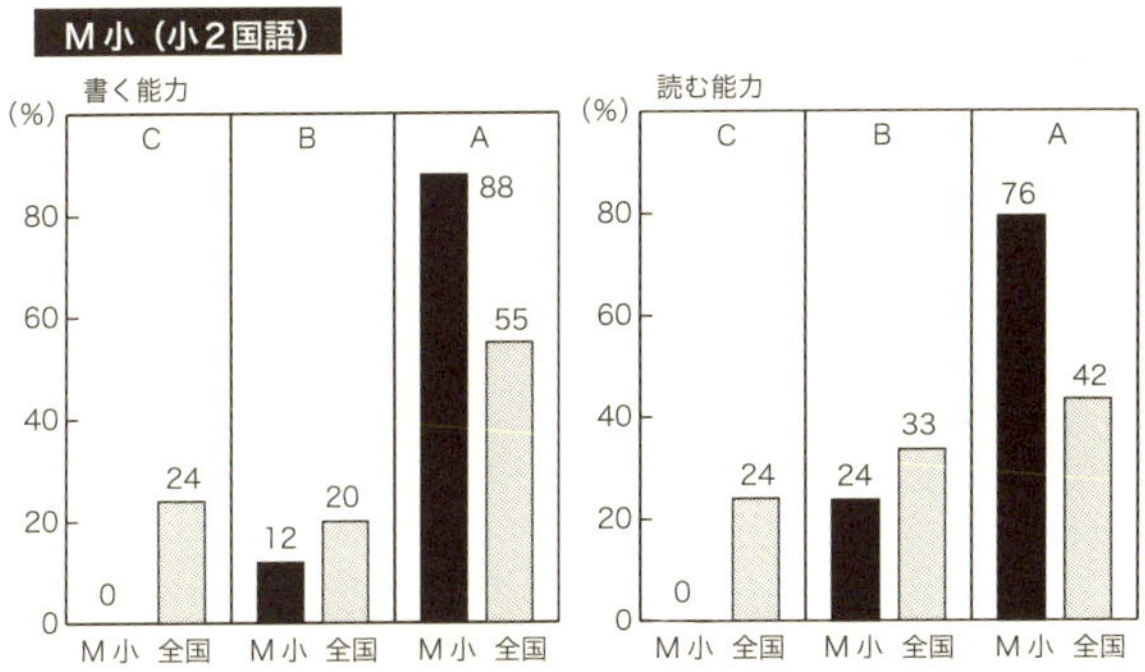

実施：2005年（平成17年）5月
A：学力が高いランク　B：学力が中間のランク　C：学力が低いランク

グラフ73　食事の質と心の問題（男子7項目について）
出典：『ごはんがこども達を変えた！』毎日新聞社・北海道支社

精米過程で栄養分のほとんどを削ぎ落としているからです。

玄米は、そのままでは発芽毒アブシジン酸（ABA）が指摘されています。しかし、二四時間漬ければ消えるので、心配いりません。

●栄養改善で四四%アップ

アメリカ・ニューヨーク州でも、同様の実験で、好成績を上げています。

給食の油、砂糖、着色料、甘味料、保存料を順次カットしていくと、それにつれ子どもたちのテスト平均点が、三九点、四七点、五一点、五五点……と、めざましく伸びたのです。

教師の給料も上げず、カリキュラムも変えず、ただ食事を変えただけ。それで、成績は四四%もアップしたのです。

74 アルツハイマー

野菜ジュースを週三回飲むだけで発症リスクは七六%も減った!

●全米で五二〇万人とは!

アルツハイマー病は、認知症のなかでも重症です。

なにしろ、脳が縮んでいくのです。脳が萎縮すれば、脳機能が衰えるのもとうぜんです。

アメリカには現在、推定で五二〇万人もの患者がいるという(『Newsweek』)。

「この病気は、まだ予防法も治療法もない」(同誌)

原因としては神経毒の重金属アルミニュウム汚染などが指摘されています。

さらに、狂牛病患者がまぎれこんでいる、と警告する研究者もいます。

●菜食でみごとに予防可能だ

コリン・キャンベル博士は断言します。

「ガン予防に役立つものと同じ食事が、心臓病、肥満、糖尿病、白内障、黄斑変性症、アルツハイマー、知的機能障害、多発性硬化症、骨粗そう症、その他の病気の予防にも効果がある。それは、世界中の研究者によって集められた証拠がもの語っている」(『チャイナ・スタディ』)

博士はこれら病気を、ひとくくりに〝裕福病〟と呼んでいる。

■野菜ジュースを飲むだけで見事に防げる

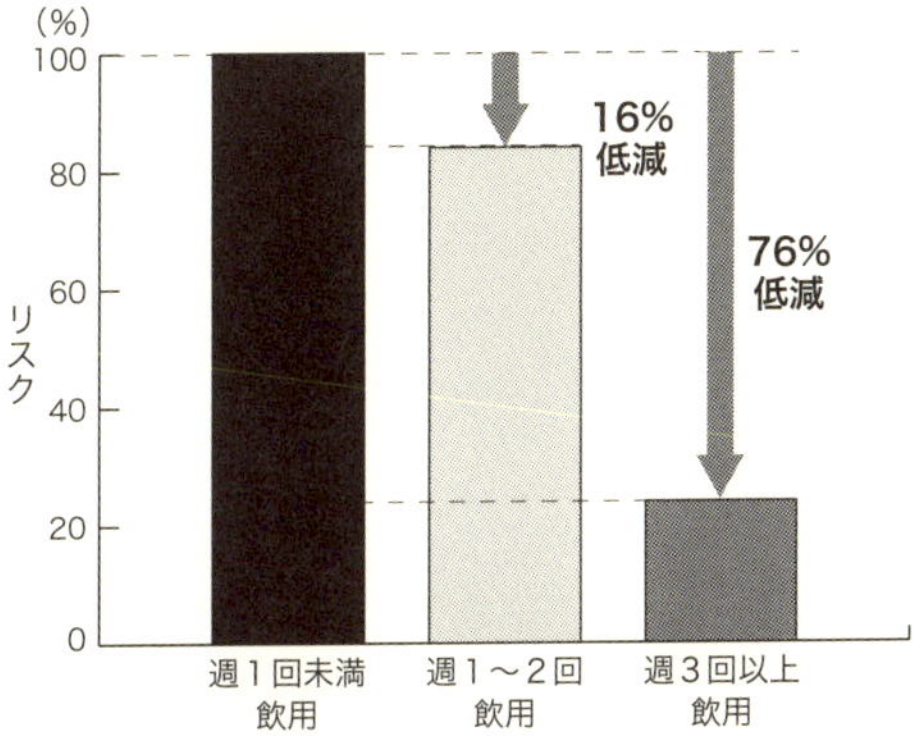

グラフ74　野菜または果物ジュースとアルツハイマー病のリスク

出典：『微研ジャーナル』vol.31 No.1 2008

「これらは、すべて同じ元凶から発症している」。それは「有害な食習慣とライフスタイル」と断言する。はやくいえば、「欧米風の食習慣」であり、そのすべてを予防するのが、「プラントベースの食事」（菜食）なのです。

グラフ74は、その事実を証明します。

野菜・果物ジュースを週に一回も飲まないひとのアルツハイマー発症リスクを一〇〇とする。週に一～二回飲むだけで、リスクは一六％も減るのです。驚嘆するのは、週に三回以上飲むと、なんと発症リスクは七六％も激減するという。

結論からいえば、野菜・果物ジュースを毎日飲むだけで、アルツハイマー認知症は、ほぼ完全に防げるのです。

第9章

偽りの栄養学…〝洗脳〟された人類

——「栄養学の父」フォイトの深き罪

「肉こそ最高の栄養である！」

高らかに叫んだ

男がいました。

その名は、カール・フォイト

以来、人類は約二世紀も

だまされた……。

この男の正体は

いったい何者だったのでしょう？

75 フォイト栄養学

彼は、だれによって「栄養学の父」に
奉《まつ》りあげられたのか？

●肉をいくらでも食え！

「栄養学の父」と言われながら、名前を封印された男がいます。

それが、カール・フォン・フォイト（C・V・Voit、一八三一～一九〇八）。

一八六三年から四五年間もドイツ・ミュンヘン大学に君臨《きょかい》した巨魁です。いわゆる怪物学者ですが、その出自からして不明なのです。

「貧農八人兄弟の末っ子に産まれ、学歴すらないのに、いつのまにかミュンヘン大のトップに上り詰めていた」。鶴見隆史医師は、その出自の怪しさを指摘します。

フォイトは、徹底した肉食礼賛主義者でした。動物たんぱくを礼賛し、植物たんぱくを劣等たんぱくと切って捨てています。そして、「炭水化物は栄養が乏しいので、食べないように」とまで、いっています。さらに、「良いものは、いくら食べても食べすぎではない」とは！

●〝妄想〟が栄養学に

はっきりいって、メチャクチャ。なのに、彼は〝近代栄養学の父〟と呼ばれています。

いったい、だれが奉《まつ》りあげたのでしょう？

■狂気の学者を“栄養学の父”にしたのは？

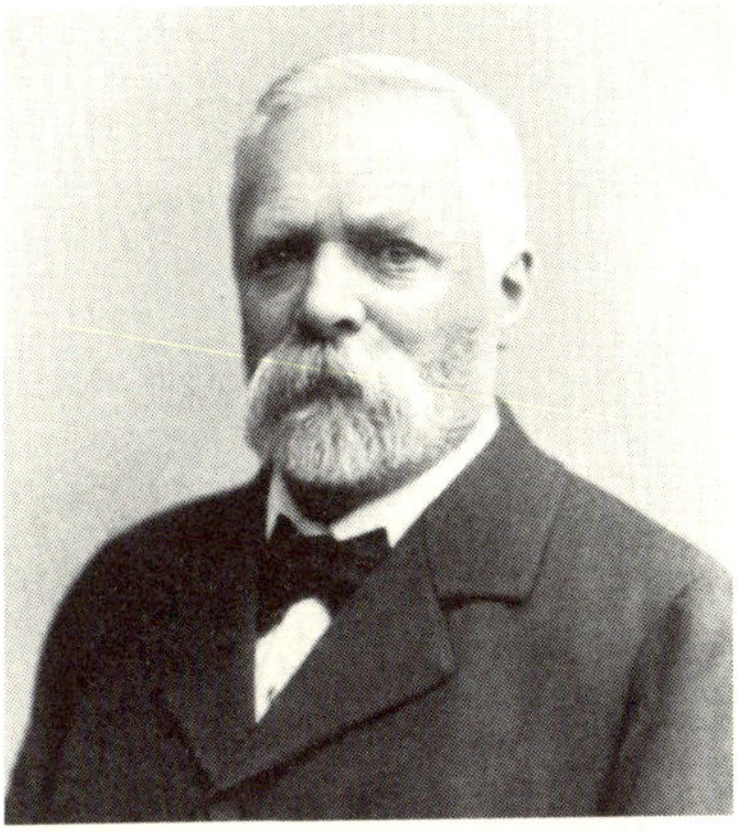

写真75　カール・フォン・フォイト

ドイツの名門ミュンヘン大学生理学の頂点に上りつめた彼は、同国の栄養政策を、完全支配しました。コリン・キャンベル博士は、その罪を告発します。

「フォイトは『人類は一日四八・五グラムのたんぱく質しか必要としていない』ことを発見していながら、『一一八グラム』もすすめていた！」（『チャイナ・スタディ』）

フォイトには、M・ルブナーとW・アトウォーターという二人の弟子がいました。

二人は教祖の忠実な伝道師となった。「肉は文明のシンボル」と叫び、「大量のたんぱく所要量は文明人の権利である」と御託宣している。

しかし、後の研究者はフォイト栄養学を、こう痛烈に批判しているのです。

「それは、フォイトの空想である」。狂気の学者の〝妄想〟が、いつのまにか近代「栄養学」に化けたのです。

76 カロリー理論

フォイトが確立したカロリー理論も根底から否定されています

●食物が燃える熱量

フォイトが栄養学者として犯した二つ目の過ちが、カロリー理論です。

当時の生理学者は、人間のエネルギー源は、食物が体内で酸素と化合するエネルギーだと考えました。つまり、酸化エネルギー。別名、燃焼といいます。

だから、現代でも、「体の中で食物を〝燃やす〟」というのです。

フォイトらは、一日に食べる食物を鉄の釜で燃やし、そこから出る熱量を測定しました。

そして、成人は約二四〇〇キロカロリーの熱量が必要である、と結論づけたのです。

さらに、横になって安静にしているだけでも約一二〇〇キロカロリーが必要という。

これを「基礎代謝熱量」と命名した。このカロリー理論こそ、近代栄養学の骨子となって、現代にいたります。

ここでも、フォイトは致命的な過ちを犯しています。

生命エネルギーは、栄養源の燃焼エネルギーのみである、と断定したことです。

ヒトは生命体です。鉄のナベは物体です。両者を同等とみなす。それは、あまりに荒っぽい理論です。なるほど、食物の酸化エネルギーが、生命活動の一つのエネルギー源であることは、

■ 70 年間、不食、不飲、不排泄のヨガ行者

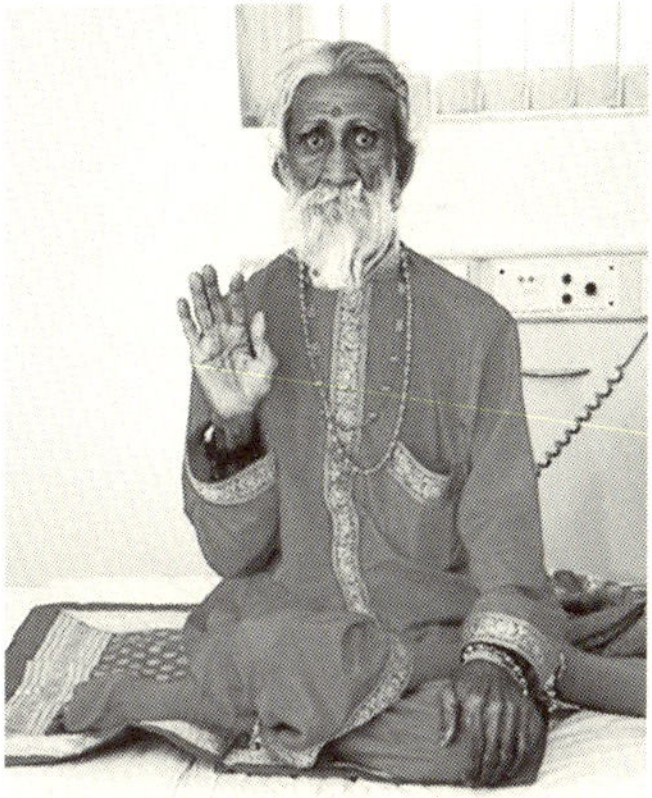

写真 76　プララド・ジャニさん

まちがいない。しかし、その他、①**解糖系**（酵素不要）、②**核エネルギー系**（元素転換）、③**宇宙エネルギー系**（ソマチッド等）も生命体をつかさどっているのです。

●七〇年間不食の人

最近、不食の人が話題になります。たとえば、インドで著名なヨガ行者プララド・ジャニ翁は、七〇年間、不食、不飲、不排泄で生きていることを、インド政府の医師団も確認しています。

森下博士（前出）によれば、世界にこのような不食のひとは、二〇万人はいる、とのことです。

わたしの友人、森美智代さんは、一日一杯の青汁（五〇キロカロリー）で、二〇年以上生きていることで有名です。

基礎代謝熱量の二四分の一……！

カロリー理論は、すでに崩壊しているです。

77 ロックフェラー

「石油王」として君臨、「医療」「食糧」も支配した〝闇の権力〟

●二〇世紀の地球皇帝

狂気の栄養学者フォイトを〝栄養学の父〟に奉り上げたのはだれか?

その名を明かしておきます。それが、ロックフェラー財閥です。

ロックフェラー一族は、世界を支配してきた二大財閥、ロスチャイルド、ロックフェラーの一翼を占めます。一族は、「石油王」としてあまりに有名です。さらに、「医療王」「食糧王」として、人類の「医療」「食糧」を、完全支配してきました。

とくに盟主デイビッド・ロックフェラー四世は、二〇世紀の〝地球皇帝〟と呼ばれます。

●菜食では穀物過剰に

一族がフォイトを〝栄養学の父〟の座に据えたのは、栄養学を支配し、世界の食料を支配するためです。フォイトは狂信的な「肉食礼賛者」でした。これは、世界の「食糧王」には、じつに都合がよかった。人類がほんらいの菜食生活を送ると、「食糧王」は、じつに困る。

こく物が余ってしまうからです。しかし、大豆二〇キロを牛に食わせると牛肉一キロになります。すると、過剰な穀物在庫を減らすことができる。

■ 20キロの大豆が1キロの牛肉に化ける

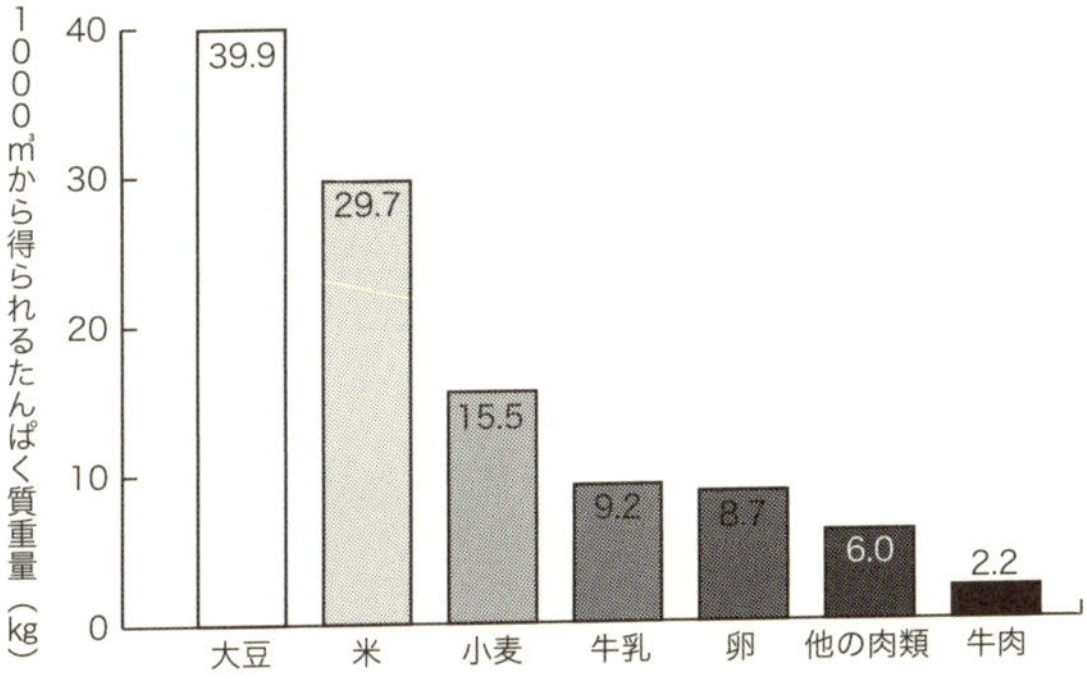

グラフ77　大豆と牛の「やさしさ」比較

出典：『早く肉をやめないか？』

こく物が余れば、価格は暴落します。だから、〝かれら〟は穀物を飼料として家畜に与え、在庫過剰を防いで、価格を維持しているのです。

●〝肉のキャデラック〟

何キロの穀物が、何キロの肉類になるか？

これを肉の「圧縮率」といいます。グラフ77で、もっとも「圧縮率」が高いのが牛肉です。穀物を最大二〇分の一に「圧縮」できるのです。牛肉は別名〝肉のキャデラック〟と呼ばれます。つまり、燃費が悪い。

〝かれら〟は、安い穀物を高い牛肉に変えて売る、という戦略もあります。

だから、肉食神話で人類を〝洗脳〟するため、狂気の学者を〝栄養学の父〟にでっちあげたのです。

78 精白のあやまち

白米、小麦粉、白砂糖……
精白こそ食品工業の進歩と信じていたが……

●近代科学のかんちがい

近代科学は、別名、分析科学です。つまり、不純物をとりのぞく。

そして、純粋な物をとりだす。これが、科学の進歩だと考えられてきました。

食品科学も迷わず、その道を進みました。

そこでは、栄養素は純粋なものだ、と信じられていました。

だから、近代食品産業において、食料にふくまれる不純物は、じゃまものにすぎませんでした。不純物を除去し、ピュアな栄養素をとりだす。そのことに食品工業は血道をあげてきたのです。それを、精白技術といいます。

●「不純物」こそ栄養源

こうして、高度な精米技術で、米は真っ白になりました。小麦も雪のようなパウダー状の小麦粉に変身！　砂糖もより白く、塩でさえも純白の精製塩に生まれ変わりました。

関係者は、これこそ食品産業の進化だと、信じていたのです。

しかし、いまようやく、まちがいに気づき始めています。

■白米は玄米栄養素の８割以上捨てている

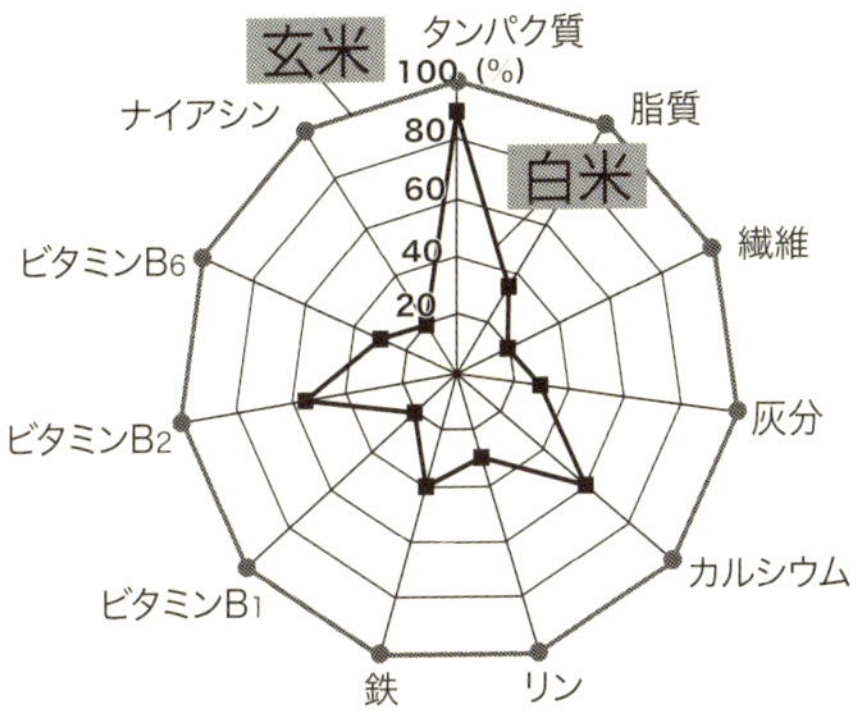

図 78　白米と玄米の栄養比較

〝かれら〟が「不純物」だと思っていたものこそ、食品の命だったのです。

図78は、白米と玄米の栄養素の比較です。白米が、米がほんらい持つ栄養素の八割以上を捨て去っていたことに気づくのです。同じことが、小麦、砂糖、塩などにもいえます。

●基本は一物全体

さいきん、ようやく〝三白の害〟などいわれています。

「茶色食品が糖尿病を防ぐ！」と、テレビ番組も、無精白食品の大切さをアピールするようになりました。

一物全体――これは東洋に伝わる食養思想です。

野生動物こそ、それを実践しています。

なぜ毛並みもよく、元気いっぱいなのでしょう？　彼らは、自然の恵みをそのまま食べているからです。

洗練された食文化も否定はしませんが、基本はやはり全体食です。

小麦は全粒粉、麦は玄麦、穀物は雑穀、白砂糖は黒糖、塩は自然塩……にシフトしましょう。

79 パンダ菌

パンダは、笹ばかり食べて、なぜ平気なの？

コアラは、ユーカリだけで、なぜ元気なの？

●一品だけで生きている！

野生パンダの主食は笹です。というより、竹や笹しか食べません。

すごい〝偏食〟ですね。笹以外の栄養源は、入って来ないのです。

それで、どうしてあんなに毛並みもよく、元気いっぱいなのでしょう？

同じことがコアラにもいえます。コアラはユーカリの葉しか食べません。

こちらも、負けず劣らず〝偏食〟です。

わが国の政府は、「一日三〇品目食べなさい」と栄養指導しています。

しかし、パンダやコアラは、一品目だけで生きているのです。

●パンダ菌、コアラ菌

どうして栄養不良にならないのでしょう？　栄養失調になってとうぜんです。

——これが、これまでの栄養学の発想なのです。パンダやコアラが栄養失調にならない。

それは、栄養学のナゾでした。その答えは、あっけないものでした。

パンダの腸内に秘密があったのです。腸内には、パンダ菌と呼ばれる特殊な腸内細菌が棲みついていました。この細菌は、パンダが食べた竹や笹の成分を分解して、パンダが必要とするあらゆる栄養素を生み出していたのです。

同じように、コアラの腸内には、コアラ菌という特殊な細菌が生息しています。やはり、ユーカリの葉成分を、あらゆる栄養素に転換するのです。

■笹の成分を腸内パンダ菌が栄養に変える

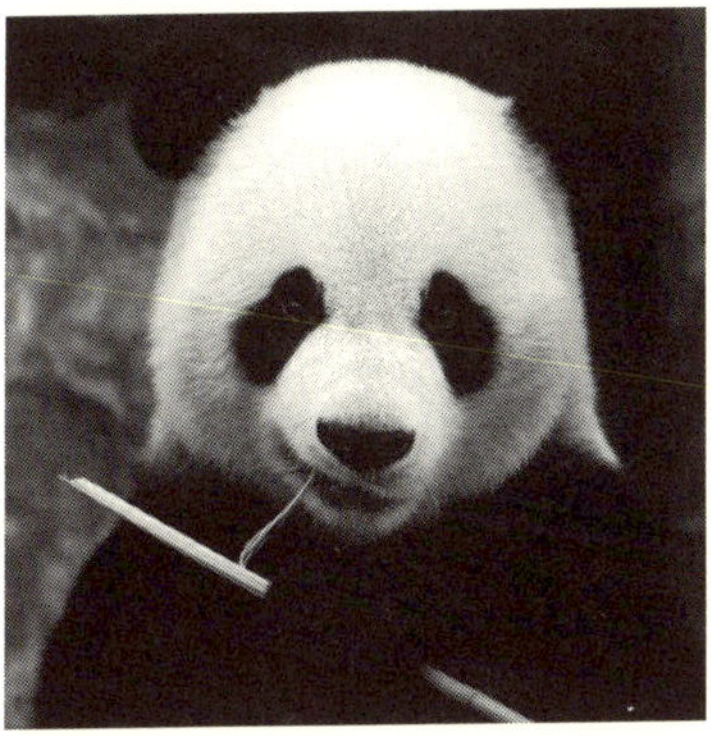

写真 79

●腸内菌が栄養を産む

人間の体内にも、一〇〇〇兆を超える腸内細菌が棲みついているそうです。それが腸内細菌叢《そう》（フローラ）を形成しています。ヒトが食べた物は、さらに腸内細菌が食べて、分解し、有益な栄養素に変えてくれる。この視点が栄養学には完全に欠落していたのです。

まさに盲点です。いまだに、栄養素のなにが足りない、かにが不足といいます。腸内細菌が善玉で満たされていれば、必要な栄養素は、かれらが作ってくれるのです。

ファスティング（断食）で栄養失調にならないのも、かれらのおかげです。

そして、腸内の善玉菌を養うのは、菜食しかないのです。

80 元素転換

生体内では、元素転換が行われています
しかし、いまだに言ってはいけない!?

●科学の絶対タブー

「生体内で、元素転換が行われている」

これは、もはや常識です。しかし、学界やメディアでは、絶対に言ってはいけない。

まさに、タブーなのです。これひとつとっても、学問が〝闇の勢力〟に支配されていることが、よくわかります。「教科書には書いていない!」と怒るエライ先生もいます。

あたりまえです。教科書が、〝やつら〟に支配されているのですから……。

もう、目をさますときです。

●ノーベル賞も潰された

「生体内で元素転換が行われている!」。この事実を発見したのは、フランスの生理学者ルイ・ケルブランです。さらに、日本の学者もその事実に気づいています。

「……近年、ケルブランと小牧久時という二人の学者が、生体組織における原子転換を実験で証明した。このことによってノーベル賞にノミネートされた。彼らが転換を証明した元素は▼ナトリウム（↓マグネシウムに転換）、▼カリウム（↓カルシウムに転換）、▼マンガン（↓

鉄へ転換）……である。事実、二〇〇〇年近くも前に、原子転換が起こることが観察されていた」（『生体における原子転換』に関する米軍部報告書より）

そして、これら真実を潰《つぶ》したのも米軍部のようです。

■鶏の卵のカルシウムはどこから来たのか

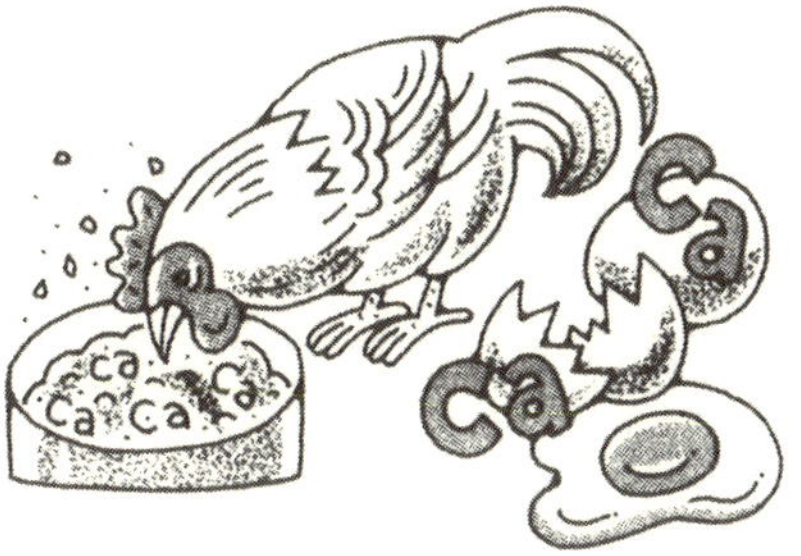

カルシウムをほとんど含まない餌を食べている鶏から、どうしてカルシウム分の多い卵ができるのか？　この疑問に答えた科学者はいない。

図80

出典：久司道夫『原子転換というヒント』三五館

●闇の既得権がふっ飛ぶ

生体内の原子転換を証明するのが、鶏と卵の命題です（図80）。

一グラムしかカルシウムを含まない野菜を与えたニワトリからカルシウム一一グラムを含む卵が生まれる。一〇グラムのカルシウムは、いったいどこから来たのか？　この疑問に答えた科学者は一人もいない。

答えは、野菜のカリウムが、カルシウムに元素転換した。これが、正解です。

原子転換の真実を、科学界が闇に葬ったのは、理由があります。

〝かれら〟の生理学、医学、栄養学などの既得権が崩壊するからです。こうして、不都合な真実は、今も封印されたままです。

81 肉を食え！

裏ガネをもらったニセ学者、キャンペーンにひっかかるな！

●背後に〝闇の勢力〟

「正しい情報は、こうして葬られる」

『チャイナ・スタディ』著者コリン・キャンベル博士は、鋭く指摘します。

彼は断言します。「科学の暗部は、ゆ着に支えられている」。

つまり、科学者の大半は、巨大利権の走狗、召使なのです。博士自身が、動物たんぱく質すなわち肉食批判をしたため、〝裏切り者〟として学界から追放されたのです。

一九七七年、米国政府が国費を投じて調査、発表した『マクガバン報告』（上院栄養問題報告書）ですら、食品業界の圧力で、インチキ扱いされたのです。

キャンベル博士は、「巨大食品企業のマネーパワー」「スパイ活動を行う科学者たち」「学校での牛乳普及活動の実態」「どうにでもアレンジできる業界の科学」……などを、真っ向から批判しています。さらに問う。

「政府は私たちの味方なのか？」「医学は誰の〝健康〟を守っているのか？」

その答えは、明らかです。栄養学は、狂人フォイトの時代から、巨大利権にゆがめられているのです。同じことは医学の腐敗にもいえます。

■菜食こそあなたを生かす真の道なのです

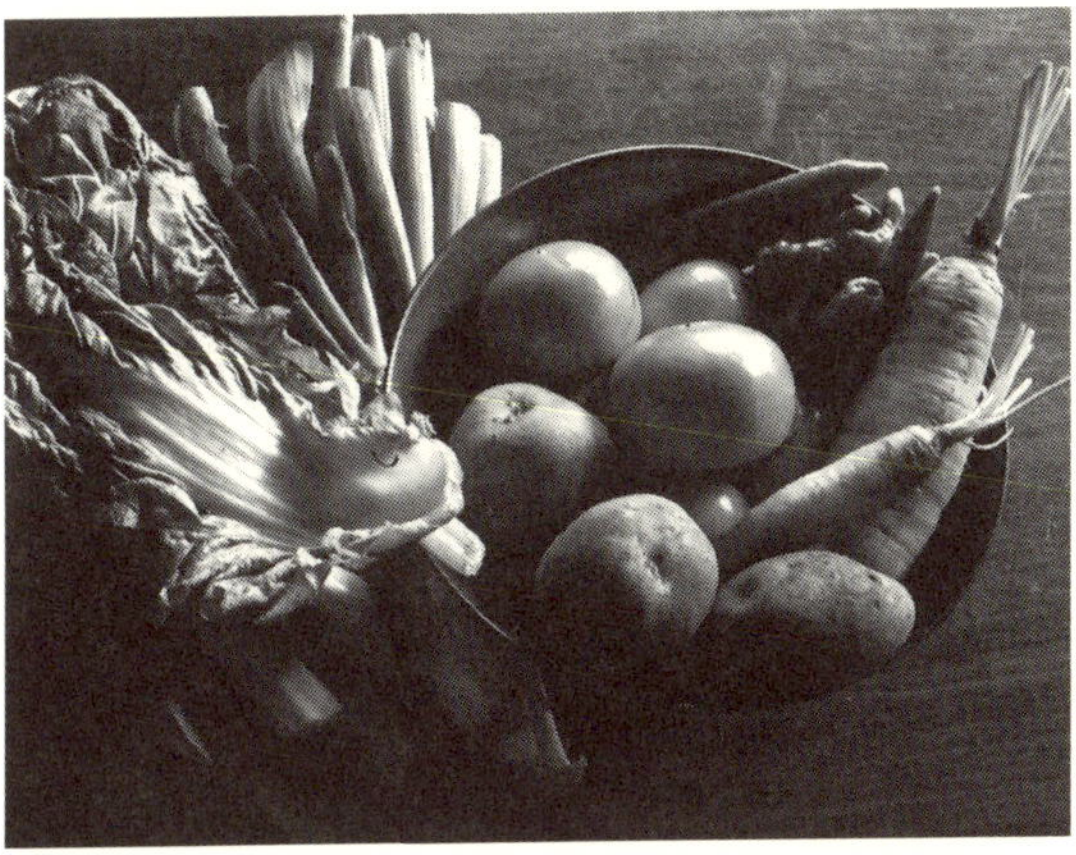

写真81

「医薬臨床試験の三分の二はペテンである」（ロバート・メンデルソン『医者が患者をだますとき』草思社）

●科学的エビデンス

食糧利権も医療利権も、悪魔的な力が背後から支配しています。

同じ〝洗脳〟、大衆操作は、日本でも巧妙に行われています。「肉を食え！」「肉は体にいい！」。さらにはベジタリアンを攻撃してくる輩までいます。「ガン患者は肉を食べなさい」と恐ろしい〝殺人本〟を平気で書く医者すらいます。巨大な魔的〝洗脳〟は、ここまで人間を狂わせるのです。

冷静に心をしずめて、本書でのべた科学的な証拠（エビデンス）に、目を通してください。

穀菜食がこそが、あなたを生かす真の道です。

82 マゴハヤサシイコ

豆、ゴマ、ワカメ、野菜、魚、シイタケ、芋、米 これらの抗ガン力に、目ざめてください

●人類最高の理想食

「和食は、人類が到達した最高の理想食である」（マクガバン報告）

世界に和食ブームが広がっています。それには理由があったのです。

マゴハヤサシイコ――この〝呪文〟を知っているかたもいるでしょう。

マ（豆）、ゴ（ゴマ）、ワ（ワカメ：海藻）、ヤ（野菜）、サ（魚）、シ（シイタケ：茸類）、イ（芋）、コ（コメ）。

これは、まさに日本の伝統食の基本です。わたしは、それを『和食の底力』（花伝社、写真82）にまとめました。台所においてほしい一冊です。

●ゴマ食いで髪黒々

「豆」（大豆）は、アメリカ政府が、抗ガン食のトップに挙げているのだからスゴイ。科学的証拠もあります。「味噌汁で肝臓ガンは三分の一にへる」。これぞ、世界に誇る〝スーパー・スープ〟。毎日、飲みたい。

「ゴマ」も驚異の超健康食です。わたしは、ご飯にはかならず、スリゴマを山ほどかけて食

べます。七〇歳近いのに髪の毛が黒々としているのは、〝ゴマ食い〟のせいかもしれません。

ゴマの抗ガン力も素晴らしい。毎日食べれば乳ガンリスクは四割減。「ラット老化速度を四割に抑制」と老化防止効果もある。血中コレステロールは八分の一にへらします。だから、危険なコレステロール低下剤を飲むのは愚の骨頂です。

■和食こそ人類の理想食！　万病を防ぎます

●番茶がぶ飲み！　ガン八割減

海藻は〝海の野菜〟です。アルカリ性食品で、抗酸化作用があります。抗ガン作用にもビックリ。全ガン三分の一を予防します。その他、万病に効果あり。とくに海苔は毎日食べましょう。大腸ガンを八割、乳ガンを六割も防ぎます。

昆布は体内放射性物質を八分の一に減らします。シイタケなど茸類の抗ガン作用も有名です。番茶がぶ飲みで胃ガンは八割激減します。コーヒーより番茶です。

米に加えて雑穀類もいただきましょう。麺は白いウドンより黒いソバがおすすめ。たんぱく質豊富で、高血圧を防ぐ効果もあります。

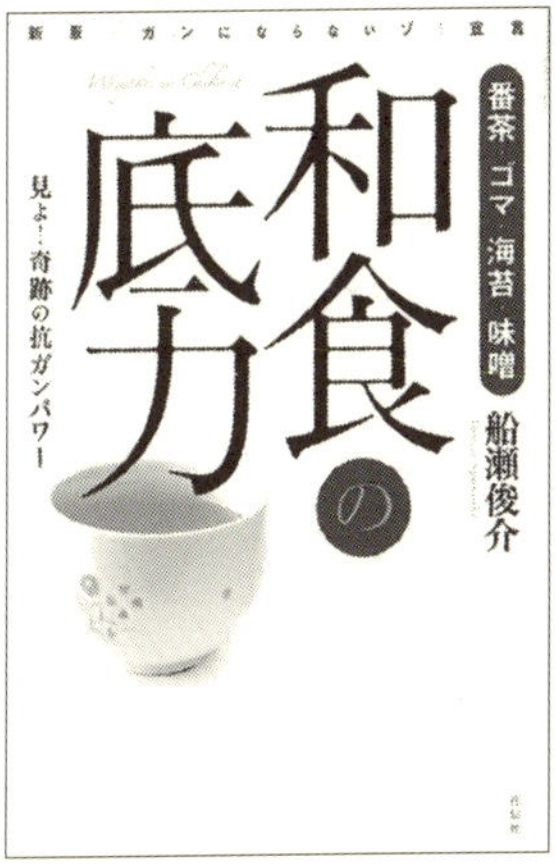

写真82『和食の底力』

エピローグ　食べまちがいは、生きまちがい
——まずは二割肉食、八割菜食で〝二八の法則〟

●ウソも一〇〇回言えば真実に

「大きな情報には、ウソがある」

こう言ってのけたのは、あのヒトラーです（『我が闘争』）。

そして、この扇動家は、こうも言っています。

「ウソも一〇〇回言えば、真実になる」

これこそ、大衆操作の本質です。

大きな情報源とは、政府、教育、報道です。

具体的には、行政政策、教科書、テレビ、新聞、マスメディア……などなど。

これら、巨大な情報を握ってしまえば、大衆は家畜のように操作、支配できる。

そう、独裁者は、うそぶいているのです。

●〝不都合な真実〟は消される

テレビ、新聞は、見えない力どころか、〝見える〟力に支配されています。

「スポンサーは神様です」。これは、テレビマンの口グセです。

提供がハム会社や牛丼チェーンなら、本書で書いた真実は、一字一句流せません。

それは、とうぜんです。自社の売上げにひびくような情報を、スポンサーが許すはずがない。

ところが、テレビ、新聞、雑誌は、これら広告で成り立っています。

だから、広告主批判の情報は、ぜったいに流せない。

こうして日本のマスコミは、自縄自縛《じじょうじばく》におちいっているのです。

では、政府はどうでしょうか？　自民党のスポンサーは大企業です。

だから、やはり大企業に不都合なことは、いっさい表に出さない。伝えない。

こうして、〝不都合な真実〟は、闇に消されるのです。

●食肉スポンサーが迷惑する

「何を食べるか？」

これは、命の原点です。食べまちがいは、生きまちがいにつながります。

しかし、スポンサー利権にがんじがらめのテレビ、新聞は、その〝命の原点〟すら伝えることができないのです。

本書のタイトルは『肉好きは8倍心臓マヒで死ぬ』。初めて目にするかたには、ショッキングだと思います。しかし、「生きまちがい」しないためには、きわめて大切な情報です。

ところが、マスコミは、こんな重大な情報すら、隠しつづけるのです。

「加工肉は最凶発ガン物質、赤肉にも強い発ガン性」

WHO（世界保健機関）の衝撃的発表も、ほとんどのマスコミは黙殺しました。

なぜなら、食肉業界のスポンサーが迷惑するからです。

「日系三世は、大腸ガンで五倍死んでいる」「毎日肉を食べると糖尿病で四倍死ぬ」

すこやかな人生を送るために、これほど大切な情報はありません。

それも、政府、テレビ、新聞は隠しつづけるのです。

あなたは、そんな政府に税金を納め、そんなメディアにカネを払っているのです。

●ゆるやかなベジタリアン

大衆操作と〝洗脳〟は、まちがった〝常識〟を生み出します。

さらに〝嗜好《しこう》〟は、それを深めます。お肉大好きなひとは、本書のタイトルを見ただけでムカつくでしょう。手にとる気にもならない。

本当は、そんなかたにこそ、知ってほしい真実なのです。

しかし、人間は感情の動物です。本書を放り投げられても仕方がない。

あとは、あなたの選択した運命なのですから……。
わたしは、本書で、「肉をいっさいやめろ」と言っているのではありません。
わたしですら、友人との会食、知人との宴席などでは、お肉をいただきます。
魚もいただきます。
わたしの私淑するヨガの沖正弘導師は、おっしゃっていました。
「肉は邪食だが、ワシもときには食う。食事には栄養面と友好面があるからだ」
わたしも、それにならっています。まあ……ゆるやかなベジタリアンですね。

●二割肉食、八割菜食の〝法則〟

〝二八の法則〟を、ごぞんじですか?
二割は遊び、八割まじめ――人生の極意です。あらゆることに通じそうです。
たとえば機械も、〝遊び〟があるから、うまく動く。
ハンドルやブレーキの〝遊び〟がそれです。
まずは、肉食と菜食も、この〝二八の法則〟でいかがでしょう?
それだけで体調は、おどろくほど快調になるはずです。
そして、お肉はせめて週一くらいの楽しみにする。
それでも、本書で述べた肉食のデメリットを、大幅に減らすことができます。

あとは、ゆるやかなベジタリアンか？
ハリウッドセレブなみにヴィーガンでいくか？
あなた自身が、ゆっくり決めればいいのです。
まずは――
笑顔に満ちた素晴らしき人生を！

二〇一八年九月二七日　虫の声、遠く近くに、初秋の名栗山荘にて――

船瀬俊介

船瀬俊介（ふなせ・しゅんすけ）

1950年、福岡県生まれ。九大理学部を経て、早大文学部、社会学科卒業。日本消費者連盟スタッフとして活動の後、1985年、独立。以来、消費・環境問題を中心に執筆、評論、講演活動を行う。主なテーマは「医・食・住」から文明批評にまで及ぶ。近代の虚妄の根源すなわち近代主義（モダニズム）の正体は、帝国主義（インペリアリズム）であったと指摘。近代における医学・栄養学・農学・物理学・化学・建築学さらには哲学・歴史学・経済学まで、あらゆる学問が“狂育”として帝国主義に奉仕し、人類支配の“道具”として使われてきたと告発。近代以降の約200年を「闇の勢力」が支配し石炭・石油・ウランなどで栄えた「火の文明」と定義し、人類の生き残りと共生のために新たな「緑の文明」の創造を訴え続けている。有為の同志を募り月一度、「船瀬塾」主宰。未来創世の端緒として、「新医学宣言」を提唱、多くの人々の参加を呼びかけている。

主な著作に『あぶない抗ガン剤――やはり、抗ガン剤で殺される』、『維新の悪人たち――「明治維新」は「フリーメイソン革命」だ！』、『未来を救う「波動医学」』、『買うな！使うな！身近に潜むアブナイもの PART 1』、『同 PART 2』、『医療大崩壊』（共栄書房）、『笑いの免疫学』、『病院に行かずに「治す」ガン療法』、『アメリカ食は早死にする』、『ショック！やっぱりあぶない電磁波』、『原発マフィア』、『和食の底力』、『STAP細胞の正体』（花伝社）、『クスリは飲んではいけない⁉』、『ガン検診は受けてはいけない⁉』、『放射能汚染だまされてはいけない⁉』（徳間書店）、『「五大検診」は病人狩りビジネス』（ヒカルランド）、『病院で殺される』、『3日食べなきゃ7割治る』、『やってみました！1日1食』（三五館）、『できる男は超少食』（主婦の友社）、『新医学宣言――いのちのガイドブック』（キラジェンヌ）、『THE GREEN TECHNOLOGY』（彩流社）、『ワクチンの罠』、『ドローン・ウォーズ』（イースト・プレス）などベストセラー多数。

肉好きは8倍心臓マヒで死ぬ――これが決定的証拠です

2018年10月20日　初版第1刷発行

著者 ――船瀬俊介
発行者 ―平田　勝
発行 ――共栄書房
〒101-0065　東京都千代田区西神田2-5-11出版輸送ビル2F
電話　03-3234-6948
FAX　03-3239-8272
E-mail　master@kyoeishobo.net
URL　http://www.kyoeishobo.net
振替 ――00130-4-118277
装幀 ――黒瀬章夫（ナカグログラフ）
カバーイラスト―平田真咲
印刷・製本―中央精版印刷株式会社

ISBN978-4-7634-1085-6 C0047

船瀬俊介の本

医療大崩壊

——もう、クスリはのめない医者にはいけない

（本体価格 1500 円＋税）

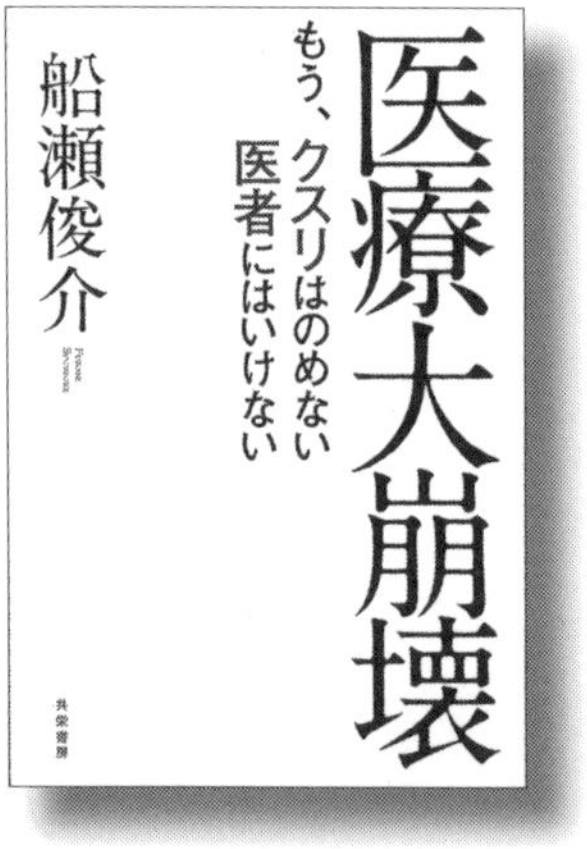

医者とクスリから「身を守る」ために
メディアも続々医療批判。やっと気づき始めた！

●ガン検診、ガン治療　受けた人ほど早く死ぬワケ
●ガンの「超早期発見」は病人狩りビジネス、「超早期死亡」になるだけ
●医者はなぜこんなに大量のクスリを出すのか
●じつは欠陥、危険だらけの腹腔鏡手術
●人口透析は８割不要　患者一人、年 500 万円の荒稼ぎ
●高血圧治療で死亡率５倍に急増！